浙江省普通高校"十三五"新形态教材

医院感染
预防与控制

主　审　江荣林
主　编　吴建浓　干铁儿
副主编　陆　烨　丁黎敏　茅一萍

ZHEJIANG UNIVERSITY PRESS
浙江大学出版社

图书在版编目（CIP）数据

医院感染预防与控制 / 吴建浓，干铁儿主编. — 杭州：浙江大学出版社，2023.11（2024.9重印）
ISBN 978-7-308-24362-9

Ⅰ．①医… Ⅱ．①吴… ②干… Ⅲ．①医院－感染－预防（卫生）②医院－感染－控制 Ⅳ．①R197.323

中国国家版本馆CIP数据核字(2023)第210370号

医院感染预防与控制

吴建浓　　干铁儿　　主　编

责任编辑	金　蕾
责任校对	张凌静
责任印制	范洪法
封面设计	春天书装
出版发行	浙江大学出版社
	（杭州市天目山路148号　　邮政编码　310007）
	（网址：http://www.zjupress.com）
排　　版	杭州林智广告有限公司
印　　刷	广东虎彩云印刷有限公司绍兴分公司
开　　本	787mm×1092mm　1/16
印　　张	14.25
字　　数	300千
版 印 次	2023年11月第1版　2024年9月第3次印刷
书　　号	ISBN 978-7-308-24362-9
定　　价	69.00元

《医院感染预防与控制》
编委会

主　审　江荣林
主　编　吴建浓　干铁儿
副主编　陆　烨　丁黎敏　茅一萍
学术秘书　余旭霞
编　委　（按姓氏笔画排序）

丁黎敏　浙江中医药大学附属第一医院（浙江省中医院）
干铁儿　浙江中医药大学附属第一医院（浙江省中医院）
王敏芳　浙江中医药大学附属第一医院（浙江省中医院）
吕　昕　浙江中医药大学附属第一医院（浙江省中医院）
朱美飞　浙江中医药大学附属第一医院（浙江省中医院）
朱越献　浙江中医药大学附属第一医院（浙江省中医院）
刘文宾　浙江中医药大学附属第一医院（浙江省中医院）
江荣林　浙江中医药大学附属第一医院（浙江省中医院）
李　晔　浙江省疾病预防控制中心
杨　璐　浙江中医药大学附属第一医院（浙江省中医院）
杨雪静　浙江中医药大学附属第一医院（浙江省中医院）
吴建浓　浙江中医药大学附属第一医院（浙江省中医院）
余旭霞　浙江中医药大学附属第一医院（浙江省中医院）
张丽杰　浙江中医药大学附属第一医院（浙江省中医院）
陆　烨　浙江省疾病预防控制中心
茅一萍　徐州医科大学附属医院
金　波　浙江中医药大学附属第一医院（浙江省中医院）
黄立权　浙江中医药大学附属第一医院（浙江省中医院）
黄敬敬　浙江中医药大学附属第一医院（浙江省中医院）
葛天翔　浙江大学医学院附属第一医院
葛琴灵　浙江中医药大学附属第一医院（浙江省中医院）
阙建兰　浙江中医药大学附属第一医院（浙江省中医院）
瞿婷婷　浙江大学医学院附属第一医院

序

　　医院感染是指住院患者和医院工作人员在医院内获得的感染。医源性感染是医学服务过程中因病原菌传播而造成的感染。医院感染与医源性感染不仅增加患者的痛苦和可能影响其预后，而且明显增加住院时间和医疗花费，疾病的负担变大，严重影响患者和医务人员的安全，明显影响医疗质量和医院的高质量发展。预防和控制医院感染受到世界卫生组织和世界各国的高度重视，也是我国新时期"健康中国"战略任务和医药卫生体制改革不断深化背景下实现医疗事业高质量发展和卫生健康现代化的必然要求。党的二十大报告指出，教育、科技、人才是全面建设社会主义现代化国家的基础性、战略性支撑[①]。医学教育是深入实施科教兴国战略的重要组成部分。医院感染管理强调依法防控，科学管理，循证感控，人人都是感控实践者。医学生是临床一线工作者的重要组成部分和后备力量，医学生毕业时具有一定的医院感染防控的基本理论、基本知识和基本技能，对于预防医院感染和医源性感染、保护患者与医务人员的自身安全将具有决定性的作用。因此，在普通高等学校针对医学生开设医院感染预防与控制课程是非常有必要的。鉴于目前我国在本科开设这门课程的医学院校还比较少，尚缺乏统一的教学大纲、统一的教材和规范的课程设置，因此，编写供医学生使用的医院感染预防与控制的教材就显得很迫切。

　　本教材共10章，较为全面系统地介绍了医院感染预防与控制的知识体系，并设有中医疫病和中医医疗技术的感染防控专章，可供临床医学、中医学、护理学、预防医学、口腔学、麻醉学、医学检验学、医学影像学、公共

---

① 出自《习近平：高举中国特色社会主义伟大旗帜　为全面建设社会主义现代化国家而团结奋斗——在中国共产党第二十次全国代表大会上的报告》。

卫生管理等医学相关专业的本科教学使用。将本教材用于不同专业的医学生教学时，可以根据专业特点的不同，按需选择相应的章节进行教学。本教材是一本纸质和电子一体化的新形态教材，教师和学生可以用手机或计算机阅读电子版教材。本教材还有对应的编者录制的讲解视频二维码；同时，部分知识点还有相关的视频二维码解读，可以呈现给读者多维度、多形态的教学形式来满足不同的教学对象的需求。我坚信本教材的出版将对规范和提升普通高等学校的医院感染预防与控制的教学工作提供借鉴与参考。

吴安华

中南大学湘雅医院医院感染控制中心主任医师

中华预防医学会医院感染控制分会主任委员

2023 年 7 月

前　言

　　医院感染是指住院患者和医院工作人员在医院内获得的感染，其伴随医院的建立、运行而存在。我国有组织地开展医院感染预防与控制已近40年，关于医院感染的标准、规范越来越全面细化，对医院管理的要求也越来越高。然而，至今鲜有普通高等学校开设医院感染预防与控制的相关课程，尚无统一的教学大纲和教材。如果医学生从事医疗活动前没有受过医院感染防控方面的系统性教育，仅医院短期的岗前培训和继续教育很难弥补他们在医院感染预防与控制上的基本知识的缺失。因此，医学生在校期间接受基本的医院感染防控理论与技能教育是非常有必要的。在普通高等学校设立医院感染预防与控制的相关本科课程，让医学生学习医院感染防控的基础知识、理论和技能，有助于提高他们的医院感染预防与控制的基本意识。本教材的编写致力于将医院感染防控教育前移到医学本科教育阶段。

　　医院感染预防与控制涉及诊疗活动的全过程、全环节、全要素，是一个多学科交叉的专业，体现了多学科融合和跨专业的临床实践。本教材的编写团队成员为来自临床、护理、医院感染、医院后勤保障及疾病预防控制领域的相关专家，既有医院感染管理措施的制定者，也有执行者。他们对医院感染预防与控制工作开展的现状、进展及困境了解全面。在教材的编写过程中，编委会参考了国内外的相关规范、标准、指南，并结合医院感染管理的实际，最终确定10章内容：绪论，医院感染病原学及抗微生物药物，标准预防，职业防护，清洁、消毒与灭菌，医院感染监测，常见的医院感染防控，中医疫病和中医医疗技术的感染防控，医院感染工程防控，医疗废物与污水管理。这10章全面系统地讲述了医院感染的基本理论、医院感染预防与控制的基本知识、常见的医院感染性疾病防控的基本技能。本书适用于临床医学、中医学、预防医学、护理学等各医学相关专业的教学，让医学生在本科阶段对医院感染的现状、危害、核心防控技术、关键实践技能有一定的了解，将医院感染防控的理念融入整个医学知识和实践学习的过程中。在教材内容的选取上，考虑到医院建筑工程在感染防控中的重要作用，因此设立了医院感染工程防控章节，让医学生们了解医院感染防控工作从医院建筑设计时就已开始，合理的建筑布局、设施设备和诊疗环境可以让各项感染防控措施得到有效落实。此外，中医药是中华文明的瑰宝，凝聚着中华民族的博大智慧。中医药数千年的发展史，也是一部与疫病（传染病）的斗争史，尤其是在抗击新型冠状病毒感染中充分彰显了其特色和优势。因此，本教材单独设立一章介绍了中医疫病和中医医疗技术的感染防控，让医学生充分了解中医药在疫病防治中的作用和前景，让传统医学与现代技术融合，守正创新，促进中医诊疗适宜技术的规范化发展。

本教材是浙江省普通高校"十三五"新形态教材，是一本纸电一体化的多形态教材，包含了实操情景视频、章节授课视频等教学素材，适合开展线上线下结合、理论和实操融合的教学。党的二十大报告指出，推进健康中国建设，健全公共卫生服务体系，有效遏制重大传染性疾病传播；医院感染防控在有效遏制传染病在医疗机构中的传播中发挥着重要作用。希望本教材的出版能帮助高校更好地建设医院感染防控的相关课程，能帮助医学生更好地学习医院感染预防与控制的相关专业知识，能帮助医疗机构更好地开展医院感染防控的工作，有助于为中国医疗事业的高质量发展和为实现卫生健康现代化而培养既懂疾病诊治又懂疾病防控的全面型医学人才，有助于为人民群众提供全方位的医疗与健康服务。

在本教材的编写过程中，得到了各位编者、专家的大力支持，在此向他们表达衷心的感谢。

由于编写仓促，也限于团队的水平，难免存在错漏，恳请读者批评指正。

本书编委会
2023 年 7 月

目 录

第一章　绪　论

第一节　医院感染概述

●编写：吴建浓

　　医院感染既是公共卫生问题，也是严重的临床问题。医疗技术的不断发展、外科手术种类和数量的日益攀升、大量介入性和创伤性诊疗技术的普遍应用，同时，肿瘤放化疗、抗菌药物、糖皮质激素和免疫抑制剂的应用日益广泛，人口老龄化的程度不断得到提高，疾病谱也发生了显著改变，这些因素使医院感染问题日益突出。尤其是对常见的抗菌药物耐药的病原菌，如耐甲氧西林金黄色葡萄球菌（methicillin-resistant staphylococcus aureus，MRSA）、耐万古霉素肠球菌（vancomycin-resistant enterococcus，VRE）、超广谱β-内酰胺酶（extended spectrum beta-lactamases，ESBL）的大肠埃希菌和肺炎克雷伯杆菌、耐碳青霉烯类抗菌药物的肠杆菌科细菌（carbapenem-resistant enterobacteriaceae，CRE）、多重耐药铜绿假单胞菌（multi-drug resistant pseudomonas aeruginosa，MDP-PA）、泛耐药鲍曼不动杆菌（pan-drug resistant acinetobacter baumannii，PDR-AB）及艰难梭菌、条件致病性真菌（如曲霉和念珠菌等）引起的感染，在临床上越来越难治疗。这不仅显著增加医疗费用，而且给患者的健康和生命构成了严重威胁。一些新发传染病，如严重急性呼吸综合征（severe acute respiratory syndrome，SARS）、中东呼吸综合征（Middle East respiratory syndrome，MERS）、埃博拉出血热（Ebola hemorrhagic fever，EBHF）、甲型H1N1流感和高致病禽流感等不断出现，尤其是新型冠状病毒感染（Corona Virus Disease 2019，COVID-19）在全国，乃至世界范围内的暴发流行，旧的传染病死灰复燃、艾滋病感染、乙型病毒性肝炎（Hepatitis B virus，HBV）和丙型病毒性肝炎（Hepatitis C virus，HCV）等血源性感染依然严重威胁人类的健康，甚至出现医院感染积聚性的发生，这些给患者和医院工作人员的安全带来了极大的挑战。

一、定　义

　　2008年，美国疾病预防控制中心（Center for Disease Control and Prevention，CDC）提

出了"医疗保健相关感染"（healthcare associated infections）的概念，目的在于区分一部分与医疗活动紧密相关而非以往理解的"医院获得性感染"（hospital acquired infections）（英文缩写都是"HAI"）。国际趋势是以"医疗保健相关感染"代替"医院获得性感染"。我国目前广为接受的名称是"医院感染"（hospital infections），其有狭义和广义之分。

狭义的医院感染，是指住院患者在医院内获得的感染，包括在住院期间发生的感染和在医院内获得出院后发生的感染，一般指入院48小时后或出院48小时内出现的感染，但不包含入院前已存在或者入院时已处于潜伏期的感染。医院工作人员在医院内获得的感染也属于医院感染。

广义的医院感染，除住院患者和医院工作人员在医院内获得的感染外，门（急）诊就诊患者在诊疗过程中获得的感染也属于医院感染，如门诊患者在门诊注射过程中感染非结核分枝杆菌，从而引起注射部位化脓性感染，或者在接受侵入性泌尿道检查后出现急性尿道炎等。此外，还包含住院患者的探视者、陪护者以及门诊患者的陪同人员及其他有关人员等在医疗机构获得的感染。

二、医院感染的感染链

医院感染的发生需要感染源、感染途径和易感人群三个相互关联的环节及其之间的相互作用，缺一不可。

（一）感染源

医院感染的感染源主要包括以下种类。

1. **感染患者及病原携带者**　可分为传染病患者和非传染病感染患者，或者传染病病原携带者及非传染病病原携带者。传染病患者和传染病病原携带者，如麻疹、埃博拉病毒病、细菌性痢疾和新型冠状病毒感染等患者及病原携带者。一般的传染病在潜伏期末、症状明显期均有明显的传染性，少数传染病如伤寒，在恢复期早期仍有传染性；传染病病原携带者如痢疾杆菌携带者有传染性，隐性感染者如甲型肝炎病毒隐性感染者有传染性。多数传染病患者及病原携带者的传染性都有时限性。非传染病感染患者及非传染病病原携带者如耐甲氧西林金黄色葡萄球菌感染者或携带者，多重耐药鲍曼不动杆菌感染者或携带者等，这些感染者或携带者多是此类病原菌的定植者，其病原菌定植的时间往往较长，较难被消除，其感染性没有明显的时限性。

2. **受到病原菌污染的医院环境与物体表面**　如床单元、输液架、输液泵、监护仪器与导联线、呼吸机、治疗车（护理车）、电脑键盘与鼠标、门把手、水龙头、担架和轮椅等物体的表面。尤其是接触患者的物品和手接触的表面，既可以被来自宿主的病原菌污染，又可以被来自水中的病原菌污染。一旦被污染后，若未进行有效的清洗、消毒，该表面就可以成为感染源。

3. **与患者接触的手** 包括医务人员、陪护人员、探视人员等所有与患者有接触的人员的手。污染手的病原菌可以来自患者、物体表面和水。若手卫生存在缺陷，这些病原菌可存活 30 分钟至数小时；如果污染的手再接触患者或患者所处环境的物体表面，就会造成病原菌扩散。此外，被病原菌污染的手套也可以成为感染源。

4. **受污染的医疗用水与食物** 如自来水，尤其是二次供水的自来水，常因被分枝杆菌、军团菌等病原菌污染而成为感染源，造成器械污染或直接传播至患者。暴露于空气中的水常被污染。

5. **空气** 其作为感染源常见于空气中含有经空气传播的病原菌时。这些病原菌包括结核分枝杆菌、军团菌、流感病毒等，尤其需要关注空调房间自然通风不良时的污染。空气中也可以培养出金黄色葡萄球菌、鲍曼不动杆菌等。

6. **受污染的诊疗器械** 如未被彻底清洁、消毒的低度危险的诊疗器械、内镜和手术器械等。

7. **清洁工具与消毒设施** 用于清洁地面、物体表面的拖把、抹布等若受到污染后未能得到有效清洗和消毒，再次使用时就会成为感染源。用于消毒医疗器械的设施若在使用中被污染后未能得到有效处理，再次使用时同样会成为感染源。

8. **消毒剂** 其被污染时可以污染消毒对象，尤其是污染待消毒的医疗器械。

9. **药物** 被污染的药物本身就可以成为感染源。如美国在 2013 年曾经发生这样的事件：由于甲泼尼龙生产时被真菌污染，大范围的数百例使用者的注射部位被感染，有骨髓炎和中枢神经系统感染等严重后果。

10. **医务人员** 其感染或携带病原菌时可以成为感染源，如医务人员的鼻腔携带的肺炎克雷病菌会导致新生儿感染，医务人员的鼻腔携带的金黄色葡萄球菌会引发患者的切口有金黄色葡萄球菌感染等。需要强调的是，医务人员既可以成为感染源，同时也是医院感染的易感者。

有总结医院感染暴发报告案例的文献报道，造成医院感染暴发的各类感染源中，患者作为感染源的占比最大，为 25%，之后依次为医疗器械 11%、环境 11%、医务人员 10%、药物和食物各占 3%，还有 33% 的暴发找不到确切的感染源。

（二）感染途径

感染链中的第二个环节是感染途径，是病原菌从感染源到宿主的运动。传播可能通过一个或更多的途径发生：接触（直接或间接）、飞沫、空气、公共媒介和虫媒等。一种病原菌可能有单一的传播途径，也可能有两种或多种的传播途径。例如，结核分枝杆菌通过空气传播；麻疹主要通过接触传播，但也可能通过空气传播；沙门菌可能通过接触公共媒介、空气或虫媒传播。因此，在明确传播途径的过程中，虽然某种途径可能是涉及医院感染问题的明显途径，但另一种途径也可能是有效的。特定病原菌传播途径的相关知识在医院感染问题的研究中是非常有帮助的。这些信息能指出感染源并能更快速地制定控制措施。

1. **接触传播**　其是最重要的和常见的医院感染病原菌的传播方式，可分为两类：直接接触传播和间接接触传播。直接接触传播包括以下几种：身体表面的直接接触、易感宿主与感染者或定植者之间的微生物物理转移，这发生于给患者沐浴或进行其他需要直接接触的患者护理活动时。直接接触传播也能在两个患者之间发生（一个作为感染微生物来源，另一个作为易感宿主）。

间接接触传播涉及易感宿主和受污染的中间对象的接触，中间对象通常是无生命的，如受污染的器械、针、敷料，受污染的未洗的手以及接触两个患者之间未更换的手套。中间对象可能被一个有生命或无生命的感染源污染。举个例子，当内镜接触到感染患者（起始患者）时，若存在内镜清洁、消毒缺陷，肠道微生物可能通过污染的内镜转移到易感宿主。生物体通过接触进行传播的例子还有多重耐药细菌（multidrug resistance bacteria，MDRO），如耐万古霉素肠球菌（vancomycin-resistant enterococcus，VRE）、耐甲氧西林金黄色葡萄球菌（methicillin-resistant staphylococcus aureus，MRSA）、耐碳青霉烯类的肺炎克雷伯菌（carbapenem resistant enterobacter，CRE）和艰难梭菌。

2. **飞沫传播**　理论上讲，其是一种接触传播形式，但病原菌转移到宿主的机制与直接或间接接触传播截然不同。因此，在1996年和随后的医院隔离预防指南中，飞沫传播被认为是一种独立的传播途径。飞沫主要是人在咳嗽、打喷嚏、说话和执行特定程序（如吸痰和支气管镜检查）期间产生的。当包含感染患者微生物的飞沫（大粒径飞沫，粒径 > $5\mu m$）通过空气被推动一小段距离并沉着于宿主的结膜、鼻黏膜或口腔时，则传播发生。大粒径飞沫传播需要感染源和受体患者之间的密切接触，因为飞沫不能在空气中保持悬浮，一般仅通过空气短距离移动，通常是3ft（1ft = 0.3048m）或更少。由于飞沫不能在空中保持悬浮，不需要使用特别的空气处理和采用流通措施去预防飞沫传播（相对于空气传播）。病原菌通过飞沫途径传播的例子有百日咳杆菌和脑膜炎奈瑟菌。

3. **空气传播**　其通过空气飞沫核（小粒径，粒径 < $5\mu m$）或包含感染病原菌的尘埃颗粒传播。飞沫核包含长时间（数小时或数日）悬浮于空气的微生物。这种方式携带的微生物能通过气流广泛分散，并可能被相同房间内或离感染患者更远的易感宿主吸入，这取决于环境因素，因此，需要使用特别的空气处理和流通措施去预防空气传播。通过空气传播的微生物有结核分枝杆菌、麻疹、水痘病毒（包括传播性的带状疱疹）和天花（如果曾有复发病例）。在过去的几年里，一直存在一个争议，即是否其他新出现的病原菌或疾病

（包括SARS和2009年的甲型流感大流行）可能通过空气途径传播（这将影响隔离和个人防护设备）。空气途径传播的感染常被认为是一种感染途径，而不是一个感染案例。感染性气溶胶的形成比通常认识的更难。

（三）易感人群

易感人群指对某种感染性疾病（包括传染病）缺乏免疫力的人群。医院感染的易感人群主要是住院患者、门（急）诊患者和医务人员、探视人员、陪护人员，以及其他与医疗环境有接触的人员。无论是哪一类人员，都可能由于对某种感染性疾病缺乏免疫力而成为医院感染的易感者。

三、医院感染的危险因素

医院感染的危险因素是指能够增加人们获得医院感染机会的因素。作为感染在医疗机构内传播的三个必备环节，感染源、感染途径和易感人群对于医院感染的发生缺一不可，其中，每个环节或其相关因素的改变能够增加或降低感染发生的概率。一般来说，当存在感染危险因素时，易感人群更容易被感染。医院感染的危险因素包括与宿主自身相关的内在因素、与诊疗措施等相关的外在因素、病原菌的感染性以及感染途径等。

（一）内在因素

1. **年龄** 有多项研究表明，年龄是医院感染重要的危险因素之一。新生儿、婴幼儿和老年人发生医院感染的风险相对其他人群更高，尤其是早产儿以及低体重新生儿是医院感染的高危人群。

2. **患有降低或影响自身机体抵抗力的基础疾病** 如存在营养不良、肝硬化、慢性肾炎、尿毒症、恶性实体瘤、血液系统肿瘤、重症脓毒症、糖尿病、颅脑外伤、烧伤、脑血管意外、中毒，以及由各种原因引起的昏迷等疾病或情形。

（二）外在因素

1. **接受侵入性诊疗操作** 进入血管、尿道、气道、空腔脏器、腔道间隙和人体组织实体等部位的侵入性诊疗操作，如各种置入性导管（气管插管、动静脉置管、留置导尿管、各种引流管等），内镜检查（如胃镜、肠镜、喉镜、气管镜与支气管镜等）和手术（包括一般手术与微创手术）等，会破坏皮肤黏膜的完整性，使得病原菌的侵入更加容易，从而增加了接受者发生感染的风险。

2. **使用能够导致机体抵抗力降低的各种药物和放射治疗** 如抗肿瘤化疗、抗白血病化疗、长时间或大剂量使用肾上腺糖皮质激素、移植后抗排斥治疗用药等；还包括患者接受了能够导致机体抵抗力降低的其他治疗，如放射治疗等。

3. **使用抗菌药物**　其是治疗感染的重要手段，但抗菌药物应用不当也会成为医院感染的重要危险因素，导致抗感染过程中出现新的二重感染；抗菌药物的使用还会增加细菌耐药性，使抗感染治疗变得更加困难和复杂。

四、医院感染的诊断

医院感染区别于社区感染的关键在于造成感染的病原菌是在医疗机构内获得的，因此，判断是否属于医院感染的根本原则，在于明确引发感染的病原菌是不是在医疗机构内获得的，只有在医疗机构内获得病原菌所致的感染才可以判定为医院感染，否则就不应判定为医院感染。这一原则既适用于住院患者医院感染的判定，也适用于医务人员医院感染的判定。

（一）医院感染的判断依据

住院患者出现下列情况之一时应判定为医院感染。

1. 有明确潜伏期的感染，自入院时起至发病时的时间超过该感染常见的潜伏期，适用于传染疾病的医院感染判定。例如，麻疹的潜伏期为6~21天，常见的潜伏期为10天，按照入院后发病时间超过常见的潜伏期即可判断的原则，如果住院患者在入院10天后发生麻疹，就可以判定为医院感染的麻疹——尽管该患者的发病时间并未超过最长的潜伏期，并且，其实际潜伏期完全可能长于10天，完全可能不是真正的医院感染。对于绝大多数的传染病来说，常见的潜伏期也有一定的时间范围，例如流行性腮腺炎的常见的潜伏期为14~21天，伤寒的为7~14天，当遇有此种情形时，判断是不是医院感染，一般以最长的常见的潜伏期时间为准，除非有明确证据表明确实是医院获得性感染。

2. 没有明确潜伏期者，入院48小时以后发生（出现临床表现）的感染，例如尿路感染、肺部感染、败血症、血管导管相关感染等。

3. 上次（可以是本次住院的前一次，也可以是此前多次住院中的任意一次）住院期间获得的感染，例如有明确证据表明在之前住院期间输血发生的输血后丙型肝炎病毒感染。

4. 在原有的感染（可以是医院感染，也可以是社区感染）部位出现的新的感染（排除脓毒血症的迁徙病灶）。

5. 分离到已知病原菌之外的新病原菌，并且能够排除污染及混合感染。通常情况下，再次分离到除已知病原菌的原有感染部位分离到新病原菌时，新病原菌应该是从医疗机构获得的。但在适用这一条时需要特别谨慎，因为一些从有菌部位的标本中分离出来的病原菌不一定是真正的新的致病菌，除非能够排除定植和污染的情况。因此，在遇有此种情形而要进行医院感染的判断时，特别需要综合临床表现、实验室检查和影像检查结果等多种要素谨慎判定。

6. 新生儿经产道获得的感染。

7. 医务人员在医院内获得的感染。

总的来说，符合医院感染诊断标准的感染，例如手术部位感染、医院获得性肺炎等都可判定为医院感染。此外，同一位患者一次住院过程可以发生多个部位的医院感染，例如一位冠心病心肌梗死患者住院时因完全卧床而发生下呼吸道感染，同时因接受相关诊疗操作而发生血管导管相关感染，还由于留置导尿管而引发导尿管相关尿路感染。

（二）诊断医院感染的基本原则

1. 医院感染应依据临床表现、流行病学调查、影像学检查和实验室检查结果等进行综合判断。临床表现包括患者的症状、体征、诊疗情况等。对于某些类型的感染，例如因接受穿刺、内镜检查、手术等发生的医院感染，临床医生可依据对相关诊疗操作的直接观察做出判断。

2. 排除非感染性疾病引起的相应症状、体征、影像学改变和实验室结果。

3. 排除入院时已经存在的感染和（或）已经处于潜伏期的感染。同时，应注意医院感染可以在住院期间出现临床表现，也可以在出院后出现临床表现。

4. 判断为医院感染时宜明确感染的病原菌，确定病原菌时应排除污染和（或）定植。不应仅依据病原菌的检查结果为阳性就判断为医院感染，也不能仅依据病原菌检查呈阴性结果就排除医院感染。

5. 下列情况不应判断为医院感染。

（1）入院时已经存在感染的自然扩散，除非病原菌检查或临床表现强烈提示发生了新的感染。

（2）新生儿经胎盘获得的感染（如单纯疱疹病毒、巨细胞病毒、梅毒螺旋体等感染）并有在出生后48小时内出现临床表现等证据。

（3）潜在感染的再激活，如带状疱疹感染、梅毒、结核等。

（4）定植。

（5）慢性感染在医疗机构内急性发作或再次发作。如慢性结肠感染患者在住院期间再次出现感染性腹泻；慢性肾盂肾炎患者在住院期间再次急性发作，出现尿频、尿急、尿痛等膀胱刺激症状。

（6）由非感染因子所致的炎症，如物理、化学因子和免疫异常所致的炎症。

五、医院感染的监测与报告

医疗机构要根据相关规范要求制定并实施可行的医院感染监测与报告的管理制度，主要内容包括但不限于：监测的类型、指标、方法以及监测结果的反馈等；明确监测责任主体、参与主体及其各自的职责；强化临床一线医务人员履行医院监测与报告义务第一责任人的主体责任。医疗机构应为开展医院感染监测提供物资、人员和经费等方面的保障，积极稳妥地推动信息化监测工作，将监测质量、结果评价及数据利用等纳入医疗质量安全的管理考核体系，并进行持续质量改进。医院感染病例监测及医院感染暴发监测详见第六章第一节与第四节。

六、医院感染预防与控制的重要意义

医院感染对医疗质量、医疗安全的影响显而易见。第一，影响患者预后，使其痛苦加重甚至造成新的痛苦。轻则住院时间延长，诊疗费用增加；重则严重影响预后，不仅可能大幅度增加可治愈原发疾病的治愈难度，而且会发生因医院感染而致残或死亡的严重后果。第二，占用更多的医疗服务资源，降低医疗服务资源的利用效率。一般情况下，发生医院感染就意味着患者住院时间的延长、诊疗范围的扩大和医疗费用的增加，这些情况的出现不仅会占用更多的医疗服务资源，造成医疗服务资源相对浪费和医疗服务效率的降低，而且会成为医疗安全隐患，甚至导致重大医疗安全事件的发生。第三，导致病死率增加。医院感染，尤其是发生控制难度较大的医院感染时，往往会造成患者原发疾病的加重、恶化，导致患者预后不良，甚至可能导致死亡，如多重耐药菌感染患者的病死率增加。第四，影响临床诊疗新技术的发展。开展新技术本身就存在风险，如果在开展过程中发生医院感染，将对新技术的开展造成严重的负面影响，阻碍新技术的临床应用。第五，可能引发或导致医院感染暴发等重大不良事件的发生。造成医患关系紧张、医疗机构社会声誉和公信力下降、承担重大的法律责任等严重后果，给对应的医疗机构、医务人员，乃至整体医疗服务行业的医疗质量、医疗安全带来难以估量的损失。

我国的医院感染管理从1986年起步，在各级卫生行政部门的领导和支持下，医院感染管理人员队伍与组织建设、工作模式与防控体系、法规制度与学科建设等从无到有，从被轻视到关注，再到重视。特别是2003年SARS疫情后，越来越多的医务工作者开始意识到医院感染危害的严重性，并开始关注如何进行有效的医院感染防控。2006年，我国发布了《医院感染管理办法》，对医院感染管理提出了新的要求。2020年初开始的COVID-19大流行，更是使各级政府、各级医疗卫生部门甚至全民都特别重视院内感染的问题，既包括门诊就诊患者的交叉感染，也包括住院患者的新型冠状病毒感染，甚至包括经医技科室、后勤部门、陪护家属或护工的传播。为了尽量减少对新冠病例的漏诊和误诊，全国各级医院均建立了基本完备的传染病预检分诊制度和发热门诊建设标准，医务人员的感染防控意识得到进一步加强。3年的COVID-19防控经验对于提高全民对医院感染防控的认识、切实防止医院感染的发生具有重要意义。

我国医院感染防控体系日趋成熟、组织建设日趋健全、信息化建设飞速发展，医务人员的感染防控意识逐渐增强，医院感染的总体发病率明显下降。近20年来，国际上医院感染管理和防控的理论、实践与科学研究处于高速发展期，并取得了巨大的成绩。医院感染管理的重点由先前的感染监测和控制，正快速转向全面的感染预防；在如何减少医院感染发病方面开展了大量的临床研究，并依次制定或更新了一系列的循证感染防控指南。为促进这些行之有效的防控指南在临床实践中得到全面的推广应用，许多国家通过教育培训、精简的集束（组合干预）措施、核查和监督制度、文化建设等，提高医务人员对科学预防感染的认知度和预防措施的执行率，甚至对可以预防的医院感染提出"零容忍"理念。

🛡 思考题

1.请思考：什么是医院感染？
2.请思考：医院感染的感染链包括哪些？

🛡 参考文献

1. 医院感染管理办法.[2023-07-07].http://www.nhc.gov.cn/fzs/s3576/201808/185161dcd46d4ffca7a6cc95bf0232ca.shtml.

2. 医院感染诊断标准（试行）. [2023-07-07].http://www.nhc.gov.cn/yzygj/s3593/200804/e19e4448378643a09913ccf2a055c79d.shtml.

3. 卫生部医院感染控制标准专业委员会.医院感染监测规范：WS/T 312—2009. [2023-07-07].http://www.nhc.gov.cn/fzs/s7852d/200904/340e7b9e47144df6a613d6b9b568ba12.shtml.

4. 国家卫生健康委办公厅.国家卫生健康委办公厅关于进一步加强医疗机构感染预防与控制 工作的通知. [2023-07-07].http://www.nhc.gov.cn/yzygj/s7659/201905/d831719a5ebf450f991ce47baf944829.shtml.

第二节　医院感染预防与控制的发展史

◉ 编写：干铁儿

课程视频
二维码

医院感染预防与控制是作为医疗质量和安全管理的重要组成部分，其重要性日益凸显。控制医院感染的发生率，成为衡量医院医疗质量安全的重要指标之一。世界卫生组织（World Health Organization，WHO）认为：患者安全是一个严肃的全球公共卫生问题，在所有卫生保健不安全的事件中，卫生保健相关的感染占比始终靠前。2019年，WHO在"10个影响患者安全的事实"中指出：约7%的高收入国家和10%的中低收入国家的住院患者会发生一种或多种医院感染。中国医院感染暴发事件的研究分析显示，近30年我国发生医院感染暴发事件352起，感染7656人，死亡341人，其中，婴幼儿是感染暴发事件中的最大的受害者，占44%。这些医院感染暴发事件不仅影响涉事医疗机构的声誉及卫生健康行业的公信力，而且造成严重的社会影响。由此可见，医院感染的危害极为严重。

一、概　述

（一）国外的医院感染预防与控制发展的历程

19世纪以前经常在医院中发生的斑疹伤寒，是有明确记载的最早形式的"医院感染"。1830年，英国医生詹姆斯·辛普森（James Simpson）最早提出"医疗保健相关感染"（医院感染）的概念，虽然这一概念的具体表述随着时代发展被不断修正和丰富，但其作为一个专有名词一直沿用至今。1890年前，丹毒因为在大多数情况下只在医院里发生——特别是只要进行手术，往往就会发生丹毒——被认为是"医院病"。"医院病"也成为医院感染防控发展史最初阶段的"代名词"。

国际上医院感染预防与控制的发展主要分为以下几个阶段。

萌芽阶段（19世纪中期）：主要特点是单兵作战，也就是医务人员在日常工作中通过自己的观察和行动控制医院感染，或是通过采取单一简单的措施，让医院感染得到有效控制。匈牙利医生塞麦尔维斯（Semmelweis，1818—1865年）采用流行病学方法研究了医院产褥热的死因，通过要求医生采取手卫生，让产褥热的病死率得到有效控制。英国护士南丁格尔（Florence Nightingale，1820—1910年）通过建立医院管理制度，做好清洁卫生、加强护理，并采取对传染病患者的隔离、病房通风、戴橡胶手套等措施，大大降低伤员的病死率。英国外科医生李斯特（Joseph Lister，1827—1912年）通过消毒外科医生的双手和采用无菌技术，让手术后患者的病死率下降了67%。

医院感染学科初步建立阶段（20世纪中）：主要特点是医院内开始建立医院感染管理组织，配备感染控制的专业人员，并在国家层面开展全国医院感染监测，制定相关医院感染预防与控制指南，指导医疗机构开展医院感染防控工作，使医院感染防控工作走上专业化发展的轨道。

现代医院感染管理萌芽阶段（20世纪末、21世纪初）：主要特点包括多学科合作，循证防控，拥有了专业杂志，如*American Journal of Infection Control*、*Infection Control and Hospital Epidemiology*、*Journal of Hospital Infection*，出版了专著，如*Bennett and Brachman's Hospital Infections*，建立了专业学术组织，如美国感染控制工作者协会（Association for Professionals in Infection Control and Epidemiology，APIC）、美国医疗保健流行病学学会（Society for Healthcare Epidemiology of America，SHEA）等。专业杂志和专著的出版、专业学会的建立，为医院感染防控专业人员的学术交流提供了良好的平台。同时，医院感染的概念也悄然发生了变化，从医院获得性感染（hospital-acquired infection）到医疗照护相关感染（healthcare-associated infection），同时，医院感染防控知识、技术、措施、范围和内涵也发生了相应改变。

从国际医疗实践发现采取消毒措施对感染控制的作用，认识到细菌是引起医院感染的原因，到抗菌药物的发现和使用，医院感染管理在经历了细菌学时代前、细菌学时代、抗菌药物时代3个阶段后，进入了现代医院感染管理时代。2000年，美国疾病预防与控制中心在美国的亚特兰大召开了第四届医院和卫生保健相关感染国际大会，提出建立医院感染监控机制的建议，表明了全球对医院感染管理的关注和高度重视。此后，国际上与医院感染相关的组织相继成立，各国医疗机构开始成立医院感染管理委员会。2014年，美国总统签署关于预防控制耐药细菌的行政命令，发布了《抗击耐药细菌国家策略》，提出耐药细菌的监测、预防与控制需要战略上持久的、多方面的共同努力，包括政府、医疗机构、社会大众等多方面均要参与其中，将更多的预防耐药细菌流行、保障国家安全的社会责任赋予医院感染管理。2014年，英国出版的国际著名教科书*Davidson's Essentials of Medicine*开辟专门的章节向医学生介绍医院感染防控，包括手卫生、隔离、血培养采集方法、药敏试验的原理和解读等。这预示着感染防控已经融入医学生专业能力培养的核心课程体系中。

（二）我国的医院感染预防与控制发展的历程

我国医院感染管理工作起步虽晚，但发展迅速，从1986年卫生部医政司组织召开第一次全国感染研讨会，举办第一期"医院内获得性感染"培训班，到目前不过30余年，但已取得了令世人瞩目的成绩，医院感染发病率逐年下降，为保障我国的患者安全做出了重要贡献。

我国医院感染防控工作经历了5个阶段。

1986—1993年为起步阶段，以建立医院感染管理组织为主，包括原卫生部建立国家医院感染管理领导小组和医疗机构建立医院感染管理组织，使医院感染管理工作有了组织保障。

1994—2002年为初步发展阶段，此阶段以印发了《医院感染管理规范（试行）》和《医院感染诊断标准》为特点，为医院感染管理工作的深入开展奠定了良好的基础。

2003—2011年为快速发展阶段，特点是以传染性非典型肺炎（严重急性呼吸综合征）在我国暴发流行为契机，迅速推进了包括《医院感染管理办法》《医务人员手卫生规范》《医疗隔离技术规范》《医院感染监测规范》等医院感染管理的相关法规、标准的逐步完善。随着法规的贯彻落实，医院感染预防与控制的工作得到不断夯实，且工作的广度与深度均与国际接轨，我国医院感染管理工作逐渐步入法治化、科学化、规范化管理的轨道。同时，医院感染管理的科学研究和学术交流也得到快速提升，国内外学术交流日益频繁，大大开阔了视野，开拓了思路。如上海国际医院感染控制论坛在2007年创立，经过10余年的发展，已经拥有注册会员15万余，是中国最大的感染/感控专业学术平台。

2012—2019年为科学化发展阶段，特点是医院感染管理工作有计划地推进，进入了主动的顶层设计与宏观管理，如2012年，卫生部颁发了《预防和控制医院感染行动计划（2012—2015）》；2013年，国家医院感染管理专业质量控制中心成立；2015年，国家卫生和计划生育委员会颁布了医院感染管理的质控指标，将医院感染管理学科纳入平台学科建设。截至2017年，全国32个省级行政区均建立了医院感染质控中心，市地级中心也在逐步建设完善，"国家—省—市—医疗机构"四级质控体系初步建立。2017年，国家卫生健康委员会颁发了《医疗机构感染预防与控制基本制度（试行）》，将感控工作作为"一票否决"项纳入医疗机构等级评审、绩效考核、评优评先等工作，对于违反有关法律法规和技术规范、造成严重后果的，对相关责任人依法依规处理。

2020年初至2022年12月为新型冠状病毒疫情常态化阶段，特点是政府部门高度重视、快速响应，坚持举国同心、综合施治、精准防控，采用外防输入、内防反弹、动态清零的政策。医院感染防控实行内外同防、医患同防、人物同防，将"人防""物防""器防"三防理念融入诊疗活动中；注重全员、全院、全程的医院感染防控体系建设，强调政府、公安、电信、交通、海关、医疗卫生等多部门跨领域联防联控机制的运行；利用物联网和人工智能技术，建立有效的远程医疗咨询、互联网医院、非接触诊疗模式来减少医疗机构内患者的聚集，根据患者的风险分类处置，完善预检分诊，规范发热门诊建设以减少交叉传播。

我国的医院感染管理从1986年起步，逐步走上了法制化、规范化、科学化的道路。各项行业标准、规范和制度的完善，医疗服务和管理评价体系的不断健全，有力推动了我国的医院感染管理向系统化、标准化方向发展。

国内高等院校开展医院感染学教学最早的是复旦大学，始于1986年。2010年起，中山大学、南华大学、四川大学、重庆大学等高校的医学院相继开设了医院感染防控的相关课程，其均为选修课。2017年，山东大学开设医院感染管理专业本科学历教育（网络）。2020年，四川大学开设"预防医学＋医院感染管理创新班"，致力探索培养医院感染管理的专业人才。这进一步预示着我国的医院感染向着更加专业化、更加学科化的方向发展。

二、医院感染管理的要素

（一）医院感染管理的要求

1. **管理组织体系建设**　各级各类医疗机构应当建立医院感染管理责任制，制定并落实医院感染管理的规章制度和工作规范，严格执行有关技术操作规范和工作标准，有效预防和控制医院感染，防止传染病病原菌、耐药菌、机会致病菌及其他病原微生物的传播。住院床位总数在100张以上的医院应当设立医院感染管理委员会和独立的医院感染管理部门。住院床位总数在100张以下的医院应当指定分管医院感染管理工作的部门。其他医疗机构应当有医院感染管理专（兼）职人员。1986年至2022年12月的30余年，医院感染管理组织体系日趋完善。目前，国内医院普遍采纳和执行的组织架构为医院感染管理三级网络组织体系，即医院感染管理委员会—医院感染管理科—科室感染预防与控制小组（简称科室感控小组），科室感控小组由科主任、护士长和感染预防控制员（简称感控员）组成（见图1-2-1）。

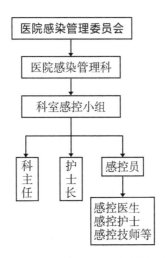

图1-2-1　医院感染管理三级网络组织体系

2. **对感控工作重要性的认识**　做好感控工作是保障医疗质量和医疗安全的底线要求，

是医疗机构开展诊疗活动中必须履行的基本职责。地方各级卫生健康行政部门和各级各类医疗机构要以高度的责任感与敏感性，树立底线意识，重视并做好感控工作；要严格落实相关的法律法规、规章制度及技术标准，采取有力、有效的措施，提高感染性疾病诊疗防控的能力，预防和控制感染性疾病的传播，为人民群众提供安全、高质量的医疗服务。

3. **强化责任意识**　地方各级卫生健康行政部门和各级各类医疗机构要履行主体责任，法定代表人或主要负责人是感控工作的第一责任人。医疗机构要切实发挥本机构感控委员会的作用，明确感控管理部门、医务、药学、护理、临床检验以及各临床科室的职责分工，压实部门责任，并建立多学科、多部门的协作机制，形成合力，共同开展感控工作。根据医疗机构的实际情况，细化具体的制度措施，加强全过程管理。医疗机构要加强感控人才队伍建设，确保感控专（兼）职人员配备充足，感控队伍的专业结构合理，健全感控人员的职业发展路径和激励机制，加大投入的倾斜力度，保持感控队伍的稳定性。

4. **做好重点科室的感控工作**　感染性疾病的病例较多，易发生人间传播，特别是易发生医院感染的科室，要重点关注并加强管理。尤其要针对新生儿病房、新生儿重症监护室、重症医学科室、器官（骨髓）移植病房、血液透析中心（室）、感染性疾病科室、手术室、产房、急诊科室、口腔科室、介入手术室、输血科室、内镜室、消毒供应中心等重点部门和科室的特点，制定并落实具体的防控措施。

5. **主动监测，及时评估**　建立完善国家级、省级、医疗机构三级感染监测的控制体系，逐步实现全国范围内医疗机构感染前瞻性目标的监测。医疗机构要加强对重点科室的主动监测，对侵入性操作环节（例如手术治疗、中心静脉插管、留置导尿管、呼吸机辅助呼吸、透析治疗、内镜操作等）实现全覆盖。通过主动监测，及时发现感染散发病例、感染聚集性病例和感染暴发，持续改进感控工作。医疗机构要定期开展感控风险因素科学评估，明确影响本机构感控的主要风险因素和优先干预次序。根据风险评估结果，合理设定或调整干预目标和策略。采取基于循证证据的干预措施，进行科学防控，避免防控过度和防控不足。

6. **提升感控能力**　地方各级卫生健康行政部门和各级各类医疗机构要建立感控全员培训制度，制定培训大纲和培训计划，定期开展感控法律法规、知识和技能专项培训。培训对象覆盖全体医务人员以及医疗机构的管理、后勤（包括外包服务）等人员，培训内容针对不同岗位的特点设定，并组织培训效果考核。

7. **做好感染暴发报告及处置**　建立感染暴发报告、调查和处置过程中的规章制度、工作程序和工作预案，明确感控委员会、感控管理部门、感控专（兼）职人员及相关部门医务人员在感染暴发报告及处置工作中的职责，做到分工明确、反应迅速、管理规范，提高感染暴发的防控和处置水平，降低感染造成的伤害。发生疑似感染暴发或暴发后，医疗机构必须按照规定及时报告上级卫生健康行政部门。各级卫生健康行政部门接到报告后，应当及时组织有关专家指导医疗机构开展感染暴发的医疗救治及调查处置工作，并提供相应的指导和技术支持。

8. 加强监督管理 地方各级卫生健康行政部门要加强对辖区内医疗机构的日常监督、管理和指导，将感控工作作为"一票否决"项纳入医疗机构等级评审、绩效考核、评优评先等工作。充分发挥感染质控中心等专业组织的作用，协助行政部门开展人员培训、指导评估、督导考核等工作，促进感控水平的持续提升。对于发现的薄弱环节及风险隐患，要立即督促整改；对于违反有关法律法规和技术规范、造成严重后果的，要对相关责任人依法依规处理。

（二）医院感染管理委员会的职责

认真贯彻医院感染管理方面的法律法规及技术规范、标准，制定本医院预防和控制医院感染的规章制度、医院感染诊断标准并监督实施；根据预防医院感染和卫生学要求，对本医院的建筑设计、重点科室建设的基本标准、基本设施和工作流程进行审查并提出意见；研究并确定本医院的医院感染管理工作计划，并对计划的实施进行考核和评价；研究并确定本医院的医院感染重点部门、重点环节、重点流程、危险因素以及采取的干预措施，明确各有关部门、人员在预防和控制医院感染工作中的责任；研究并制定本医院发生医院感染暴发及出现不明原因传染性疾病或者特殊病原菌感染病例等事件时的控制预案；建立会议制度，定期研究、协调和解决有关医院感染管理方面的问题；根据本医院病原菌的特点和耐药现状，配合药事管理委员会提出合理使用抗菌药物的指导意见；其他有关医院感染管理的重要事宜。

（三）医院感染管理部门的职责

对有关预防和控制医院感染管理规章制度的落实情况进行检查与指导；对医院感染及其相关危险因素进行监测、分析和反馈，针对问题提出控制措施并指导实施的执行；对医院感染的发生状况进行调查、统计分析，并向医院感染管理委员会或者医疗机构负责人报告；对医院的清洁、消毒灭菌与隔离、无菌操作技术、医疗废物管理等工作提供指导；对传染病的医院感染控制工作提供指导；对医务人员有关预防医院感染的职业卫生安全防护工作提供指导；对医院感染暴发事件进行报告和调查分析，提出控制措施并协调、组织有关部门进行处理；对医务人员进行预防和控制医院感染的培训工作；参与抗菌药物临床应用的管理工作；对消毒药械和一次性使用医疗器械、器具的相关证明进行审核；组织开展医院感染预防与控制方面的科研工作；完成医院感染管理委员会或者医疗机构负责人交办的其他工作。

（四）科室感控小组的职责

根据本科室医院感染的特点，制定管理制度，并组织实施；对医院感染病例及感染环节进行监测，采取有效措施，降低本科室医院感染的发病率；发现有医院感染流行趋势时，及时报告医院感染管理科，并积极协助调查；监督本科室抗菌药物的使用情况，减少细菌耐药；组织本科室感染预防与控制相关知识培训和考核工作，尤其要做好对新员工、实习生、规培生、进修人员、家政服务、保洁服务等工勤人员的培训教育工作，还需加强对患者、陪护和家属的宣教工作；监督本科室人员、实习生、规培生、进修人员、工勤人员医院感染管理制度的执行情况；有针对性地进行目标监测，采取有效措施，降低本科室医院感染的发病率；每年常规进行感染风险评估，遇到感染聚集、流行或暴发时及时评估；根据风险评估结果开展持续质量改进；参加与医院感染管理相关的培训或会议。

三、医院感染预防与控制的现状

（一）发达国家医院的感染预防与控制的现状

历经多年发展，国际上发达国家的医院感染管理工作具备较成熟且先进的模式，主要是英国和美国引领全球的医院感染防控工作，他们既有相似之处，又有各自特点，如美国主要通过医院感染监测带动医院感染防控工作的开展；而英国注重微生物学、重要病原菌的防控，从而引领医院感染防控工作的开展。目前，他们的医院感染防控具有以下特点：一是各级医院感染管理组织健全，在国家层面建立明确的主管和技术支持部门，在医院层面建立医院感染管理决策和常设机构，部分国家设立了临床医院感染管理小组；二是健全了医院感染管理的法律法规、较完善的技术指南；三是逐步建立了医院感染管理的知识体系和技术方法，包括医院感染监测技术、预防与控制的知识、技术与流程、效果评价技术及医院感染的发生规律和影响因素，预防可控的感染，如与有创呼吸机使用有关的肺炎、与中心静脉插管有关的血液感染、与泌尿道插管有关的尿路感染及手术切口部位感染防控的集束化措施等。

近10年，欧美国家在如何减少医院感染发病方面开展了大量的临床研究，并依此制定了一系列的循证感染防控指南。为促进这些行之有效的防控指南在临床实践中得到全面的推广应用，许多国家从教育培训、精简的集束化（综合干预）措施、核查和监督制度、文化建设等方面，提高医务人员对科学预防感染的认知度和预防措施的执行力，甚至对可以预防的医院感染提出"零容忍"理念。随着社会对医疗服务需求和服务质量要求的不断提高，公众要求对可预防的医院感染问题进行公开和比较。美国通过使用"标杆管理"或通过比较国家监测数据来衡量干预措施的有效性，这一措施的实施使得美国的四类感染发生率明显下降（与血管导管相关的血流感染、与导管相关的尿路感染、手术部位感染、呼吸机相关事件和呼吸机相关性肺炎）。这说明可预防的医院感染比例超出预期。要求通过实施多模式策略或集束化预防措施来控制感染，减少或不给予报销某些特定的感染费用。自2008年起，在美国，对可预防的医院感染，如与中央导管相关的血流感染，保险公司不再支付诊疗费用，迫使医疗机构主动实施有效的医院感染预防方法。这些行动证明医院感染预防与控制具有成本效益，医院感染预防与治疗更省成本。

此外，WHO通过患者安全活动和全球手卫生活动，在预防与控制医院感染中发挥了更积极、更显著的作用。医院感染预防与控制不再只是受发达国家重视，而是全球患者安全的重要组成部分。耐碳青霉烯类肠杆菌、SARS病毒、新型冠状病毒等的全球传播和暴发流行都说明世界已经是一个紧密关联的整体。在过去的几十年里，医院感染管理领域取得了巨大的进步，像医疗服务一样，医院感染预防与控制领域已从传统的具有床位的医院拓展到门诊部、长期照护机构、康复机构、血透中心、家庭保健机构等。感染防控作为医疗行为不可缺少的部分被应用在整个医疗保健的过程中。

（二）我国医院感染预防与控制的现状

回顾我国的医院感染预防与控制工作已取得了显著成效。第一，制定了较完善的医院感染管理的相关法律、法规与技术标准，为我国医疗机构医感染管理工作的规范化、标准化和科学化奠定了坚实基础。第二，各级卫生行政部门和各级医疗机构建立了医院感染管理组织，培养了一支素质较高的医院感染管理专业队伍，有力地保障了医院感染管理工作的顺利开展。第三，开展了卓有成效的医院感染监测、控制与管理工作，监测手段信息化，防控措施循证化，管理工作科学化，医院感染得到有效控制，为国家节约了大量的卫生资源。据调查，2015年医院感染防控为国家节约卫生资源达606亿元。第四，重大公共卫生事件反应迅速、防控有力，如SARS，人禽流感（甲型H1N1、H5N1、H7N9），手足口病，中东呼吸综合征，埃博拉病毒感染，汶川地震中的伤员救治以及COVID-19救治工作中的医院感染防控，都取得了很好的成效。第五，学术交流活跃，学术水平不断提升，国际交流逐步增多，科学研究不断深入，这些对促进医院感染管理水平的提升起到了重要作用。但同时也应该清楚看到，我国医院感染管理工作尚存在一些问题，主要包括医院感染管理工作的同质性有待提升，表现为各地区、各医院间发展不平衡；基层医疗机构的医院感染管理工作需进一步夯实；新业态的医院感染管理工作有待规范；医院感染预防与控制措施的执行力有待提升；医院感染相关的科研及循证工作有待加强；医院感染暴发还时有发生。我国是人口大国，存在大量的易感人群等，这些都是我们面临的严峻挑战。

四、机遇与挑战

医院感染预防与控制已成为世界各地、各国家共同努力的焦点。在新的历史条件下，医院感染防控工作也面临着诸多挑战、诸多困难，这就需要从国家、地方、医疗行业各层面做好规划和顶层设计，走出符合中国国情的精准感控之路。

（一）突发、新发传染病

SARS、人禽流感、中东呼吸综合征、埃博拉病毒感染、COVID-19等这些已知的新发或突发传染病通过世界各国的共同努力得到了有效控制。但是，COVID-19还在不断变异，将来还会有更多未知的病原菌导致的疫情在全球范围内暴发流行，所以，我们只有不断加强全球合作，提高药物和疫苗的研发能力，提升病原学快速检测水平，利用现代科学技术在全社会层面快速、精准、全面地采取综合防控措施，才能迎接致病微生物对人类发起的一次次挑战。

（二）耐药菌防控

在1941年青霉素问世后，术后肺炎感染的死亡率、手术部位的感染率显著降低，其后，随着各种抗菌药物的出现，手术感染率进一步降低。但与此同时，另外两个值得关注的严重问题开始浮出水面：其一，20世纪60年代后抗菌药物研发速度放缓，新型抗菌药物发生耐药时间的平均值缩短至18个月，20世纪90年代以后全球没有研发出可用于临床的新类型抗菌药物；其二，随着抗菌药物的大量使用，相继出现耐甲氧西林金黄色葡萄球菌、耐万古霉素肠球菌、耐碳青霉烯类的革兰氏阴性菌等超级细菌，使感染防控进入了后抗菌药物时代。世界卫生组织预计，到2050年，每年由抗菌药物耐药引发的死亡人数可达数千万人，超过癌症引起的死亡人数，因此，有效防控多重耐药细菌引起的感染已经并将越来越成为医院感染防控面临的重大挑战。

新型冠状病毒更新了人们对大规模传染病的记忆和认知，也促使人们重新审视传染病防治的重要性。在感染病领域，传染病只是一小部分，远不能代表感染病学。虽然新型冠状病毒还在不断变异以获得更强的传染力和免疫突破能力，但总体上其致病力在减弱，病死率在大幅度降低，对人类的威胁也在减弱。相比之下，感染病中的"灰犀牛"——耐药菌感染、免疫抑制宿主感染、医院获得性感染更值得临床高度关注。2019年，全球十大死亡原因中感染性疾病占3项。感染性疾病也是导致脑血管病、慢性阻塞性肺疾病、糖尿病、阿尔茨海默病等在内的其他7项疾病加重或引发患者死亡的重要原因。微生物耐药是全球公共卫生领域面临的重大挑战，是导致公共卫生经济负担加重的主要原因，也是各国广泛关注的世界性难题。2015年，WHO确立并发布了控制细菌耐药全球行动计划的5项目标，并将每年11月的第3周定为"世界提高抗菌药物认识周"。2017年，WHO发布了对人类健康威胁最大的12类超级细菌名单。2021年，WHO敲响了遏制细菌耐药的警钟。我国也越来越重视耐药菌的诊治和防控，印发了《遏制细菌耐药国家行动计划（2016—2020年）》。

（三）综合化治理

我国现实医院感染防控管理以专业化管理为主，管理实践中强调管理的专业性、技术性、约束性。为了适应新时期开展医院感染防控的要求，需要逐步实现基于动员全社会力量参与的综合治理模式，强化医院感染防控管理的整体性、系统性和慎独性；明确新时期医院感染防控的基本原则和着力点；新时期医院感染防控的策略制定、机制设计与实施应遵循并体现依法防控、科学防控、统筹兼顾以及"三贴近"（贴近患者、贴近临床、贴近社会）的基本原则，将医院感染防控的管理理念和实践植根临床活动的全过程、全环节和全要素之中。

贴近患者：这是医院感染管理的根本目的。医院感染的发生会给患者带来多重伤害，有些伤害的程度甚至会超过原有疾病给患者造成的伤害，这必然使医疗机构及其医务人员为患者提供良好诊疗服务的努力和效果大打折扣。因此，在提供诊疗服务时必须要高度关注并有效落实医院感染的防控措施，针对不同的感染风险提供个性化、个体化、有针对性的防控方案。贴近患者是医务人员履行医院感染管理职责必须尽到的责任。

贴近临床：医院感染预防与控制的全链条管理包括预防、诊断、治疗、报告、控制五个环节，每个环节都离不开临床。医院感染管理只有且必须贴近临床实际，才能落到实处，取得实效。

贴近社会：医院感染管理的一个突出特点就是具有强大的外部效应。在已步入信息化和自媒体时代的今天，一起医院感染事件，特别重要的是医院感染事件，的发生与处置所带来的社会关注、所造成的社会影响通常是无法回避和预估的。想要将其作为一个单纯的专业事件在医疗机构内部或卫生行业内部完全解决而不产生社会影响几乎是不可能的，这种情况已经在现实生活中被经常且反复地加以印证。人们出于对医院感染传播或对未知的医院感染风险的恐惧而导致的社会失序——正如2020年开始全球大流行的COVID-19，给社会的方方面面都带来了巨大的影响。在疫情防控期间，无论是医疗机构层面的防控还是社会层面的防控，医院感染管理都发挥了至关重要的作用。由此可见，医院感染管理已经超出医院、医疗，甚至是公共卫生专业的范畴，成为公共管理和社会治理的问题。这必然要求我们在实施医院感染管理时要站在更高的层面，用更宽阔的视野去关注和感知社会公众的感受。

（四）厘清责任主体

医院感染管理是医疗质量与医疗安全不可分割的重要组成部分，涉及医疗服务的全过程、全环节、全要素管理。这意味着只要管质量、管安全就必须关注医院感染，有效预防、控制医院感染是持续提高医疗质量和安全的内在必然要求。医院感染防控是医疗机构中每名员工的共同责任，医院感染管理的质量和效果对实现医疗质量可持续改进与患者安全的目标至关重要。让广大医务人员清楚认识到医院感染管理存在于日常的诊疗执业活动中，是自身依法执业的一部分。开展诊疗活动就应该遵从医院感染管理的要求，提供诊疗服务就要落实医院感染预防与控制措施。科学防控医院感染是每一位医务工作者责无旁贷的义务和职责。医院感染管理与防控之难，不在于难以做到，而在于难以持之以恒。对于医疗机构感染防控与管理实践来说，最重要的是要夯实医疗机构整体的医疗质量与安全的管理，在加强系统风险防范的基础上强化对员工个体医院感染防控意识的提升与行为的管理，坚持不懈，形成长效的管理机制。

总体来说，当代的医院感染预防与控制学科是一门新兴的集临床医学、预防医学、护理学、临床药学、微生物学、流行病学、消毒学和管理学等学科知识于一体，以研究感染性疾病，尤其是包括传染病和耐药菌感染在内的具有传播性的感染性疾病，在医疗健康服务实践中传播规律及其预防与控制为基本内容的综合性、交叉性学科。

➕ 思考题

1.请思考：我国的医院感染预防与控制的特点有哪些?

2.请思考：医院感染预防与控制遇到了哪些机遇与挑战?

➕ 参考文献

1. 世界卫生组织. 关于患者安全的10个事实. [2023-07-07].https://www.who.int/zh/news-room/fact-sheets/detail/patient-safety

2. ORGANIZATION W H. Report on the Burden of Endemic Health Care-Associated Infection Worldwide.2011.

3. 付强，董宏亮，樊静. 患者安全目标：预防和减少卫生保健相关感染. 中国卫生质量管理，2020，27（6）：1-4.

4. 李六亿. 医院感染防控的新技术、新进展. 华西医学，2018，33（3）：240-243.

5. 付强，赵烁，刘运喜，等. 新时期我国医院感染管理工作思考. 中华医院感染学杂志，2016，26（6）：1201-1204.

6. 李六亿. 走中国特色的医院感染管理学科发展之路. 中华医院感染学杂志，2017，27（14）：3126-3130.

7. 付强. 完善新时期医院感染防控顶层机制设计. 华西医学，2018，33（3）：235-239.

8. 付强. 夯实医院感染防控的医疗机构整体管理基础. 现代医院管理，2017，15（2）：1.

9. 付强. 完善国家重大感染性疾病救治体系建设与应急机制思考：基于COVID-19疫情防控应对实践. 中华医院管理杂志，2020（4）：265-266.

10. 医院感染管理办法. [2023-07-07]. http://www.nhc.gov.cn/fzs/s3576/201808/185161dcd46d4ffca7a6cc95bf0232ca.shtml.

11. 国家卫生健康委办公厅. 国家卫生健康委办公厅关于进一步加强医疗机构感染预防与控制工作的通知. [2023-07-07]. http://www.nhc.gov.cn/yzygj/s7659/201905/d831719a5ebf450f991ce47baf944829.shtml.

第二章　医院感染病原学与抗微生物药物

课程视频
二维码

第一节　病原微生物与感染

◉ 编写：瞿婷婷　葛天翔

一、微生物分类

微生物（microorganism）是存在于自然界的一大群形体微小、结构简单、肉眼直接看不见，必须借助光学显微镜或电子显微镜放大数百至数万倍才能观察到的微小生物，包括病毒、细菌、放线菌、螺旋体、立克次体、支原体、衣原体、真菌和原虫等。微生物的种类繁多，分布广泛，与人类的关系十分密切。

（一）按大小、结构、组成划分的三大类微生物

1. 非细胞型微生物：为结构最简单和最小的微生物，仅有一种核酸类型，即由 DNA 或 RNA 构成核心，外披蛋白质衣壳，有的甚至仅有一种核酸不含蛋白质，或仅含蛋白质而没有核酸。非细胞型微生物只能在活细胞内生长增殖。如病毒、亚病毒和朊粒。

2. 原核细胞型微生物：为单细胞微生物，其细胞分化不完善，仅有原始核质，没有核膜及核仁，核质呈单一裸露DNA，不进行有丝分裂，无细胞器。其包括细菌、支原体、衣原体、立克次体、螺旋体和放线菌等6类。

3. 真核细胞型微生物：为多细胞或单细胞微生物（真菌），核分化程度高，有核膜、核仁，细胞器完整，易在体外生长繁殖。真菌和原虫属于此类。

（二）病原微生物

病原微生物是指能对人类和动、植物致病的微生物，可引起人类的伤寒、痢疾、结核、破伤风、麻疹、肝炎、艾滋病等感染性疾病。有些微生物在正常的情况下不致病，只是在特定的情况下致病，这类微生物为机会致病性微生物。

1.细菌的分类及致病性

（1）细菌具有典型的原核细胞的结构和功能。其中，细胞壁、细胞膜、细胞质和核质

等是每个细菌都具有的，故称之为细菌的基本结构；荚膜、鞭毛、菌毛、芽孢仅为某些细菌具有，为其特殊结构。根据革兰氏染色特点，分为革兰氏阴性菌与革兰氏阳性菌；按形状分为三类，即球菌、杆菌和螺旋菌（包括弧菌、螺菌、螺旋杆菌）；按细菌的生活方式分为两大类：自养菌和异养菌，其中异养菌包括腐生菌和寄生菌；按细菌对氧气的需求来分类，可分为需氧（完全需氧和微需氧）菌和厌氧（不完全厌氧、有氧耐受和完全厌氧）菌；按细菌生存温度分类，可分为喜冷、常温和喜高温三类。

（2）细菌对宿主致病的能力为致病性。细菌的致病性的强弱程度可用毒力来标识。细菌毒力是建立在一定物质基础上的，与毒力相关的物质很多，通常被称为毒力因子，主要包括侵袭力、毒素、体内诱生抗原、超抗原等。编码毒力因子的基因在致病菌的基因或遗传元件内可以散在存在，也可以簇集存在。簇集存在的与细菌致病性相关的DNA序列被称为致病岛（pathogenicity island，PAI）或毒力岛。

2. 病毒的结构及致病性

（1）病毒是形态微小、结构简单、严格细胞内寄生的微生物。病毒颗粒由蛋白衣壳包被基因组核酸（DNA或RNA）组成，部分病毒还有脂质的包膜包裹。病毒在医学微生物中占有十分重要的地位。在微生物引起的疾病中，由病毒引起的约占75%。常见的病毒性疾病有病毒性肝炎、流行性感冒、病毒性脑炎和艾滋病等。对于病毒性疾病，不仅其传染性强、流行广，而且其有效药物少。除急性感染外，有些病毒还可引起持续性感染，还与肿瘤和自身免疫病的发生密切相关。

（2）病毒的感染是从病毒侵入宿主开始，其致病作用主要是通过侵入易感细胞、损伤或改变细胞的功能而引发。病毒感染的结局取决于宿主、病毒和其他影响机体免疫应答的因素。宿主因素包括遗传背景、免疫状态、年龄及个体的一般健康状况。病毒因素包括病毒株、病毒感染量和感染途径等毒力相关因素。病毒感染的主要传播方式是通过破损的皮肤与黏膜（眼、呼吸道、消化道或泌尿生殖道）传播，但在特定条件下可直接进入血循环（如输血、机械损伤、昆虫叮咬等）感染机体。因此，皮肤黏膜是机体最好的防御屏障，泪液、黏液、纤毛上皮、胃酸、胆汁等也具有保护作用。

3. 常见的真菌种类与致病性

（1）真菌在自然界广泛分布，种类繁多，真菌的种类估计有150万种以上，但已被人类发现和描述过的仅10万种左右。它们以腐生、共生和寄生等多种方式与自然环境、人类和其他生物发生着广泛联系。大多数真菌对人类有益，已知对人类具有致病性的真菌有300余种。随着免疫力低下人群不断增多，越来越多的真菌有可能引起感染或机会性感染。少数真菌可引起人类的真菌病，所致的疾病有浅表感染，严重的有威胁生命的侵袭性感染。侵袭性真菌病（invasive fungal diseases，IFD）的危害最大，主要发生在免疫功能受损者身上。随着广谱抗菌药物、抗肿瘤药物、糖皮质激素和免疫抑制剂在临床上广泛应用，器官移植及有创操作技术的发展，艾滋病和糖尿病的发病率不断上升，免疫受损患者不断增多，很多原本不致病的真菌可以引起机会性感染，甚至成为免疫受损患者的重要死亡原因。目前，侵袭性真菌病的发病率不断上升，已成为世界范围内日益关注的问题。

（2）根据真菌侵犯人体的机制不同，又将真菌感染分为原发性真菌感染和机会性真菌感染。原发性真菌感染是指发生于正常机体的真菌感染，如芽生菌病、组织胞浆菌病、球孢子菌病和副球孢子菌病等，这些疾病主要见于美洲。机会性真菌感染是指发生于固有免疫和/或适应性免疫防御机制受损机体的侵袭性真菌感染（invasive fungal infection，IFI），如念珠菌病、隐球菌病、曲霉病等，这类疾病在临床上的发病率高，危害大。

4. 其他重要微生物的种类与致病性

（1）朊粒蛋白（prion protein）目前被认为是一种具有感染性的蛋白质，不含核酸，具有自我复制的能力。朊粒病又称可传播性海绵状脑病（transmissible spongi-form encephalopathy），是一种侵袭人类及多种动物中枢神经系统的传染性退行性脑病，可导致库鲁病（Kuru disease，KURU）、克－雅综合征（Creutzfeldt-Jakob disease，CJD）、格斯特曼综合征（Gerstmann syndrome，GSS）、致死性家族失眠症（fatal familial insomnia，FFI）等常见的人类疾病以及家族瘙痒症和疯牛病等动物疾病。

（2）支原体（Mycoplasma）是最小、最简单的原核细胞型微生物。对人致病的主要有肺炎支原体、人型支原体、生殖道支原体和解脲支原体。

（3）衣原体（chlamydia）是严格的细胞内寄生，以二分裂方式繁殖的原核细胞型微生物。人类致病性衣原体主要有肺炎衣原体和沙眼衣原体。

（4）立克次体（Rickettsiales）是一类严格的细胞内寄生的原核细胞型微生物，是引起斑疹伤寒、恙虫病、Q热（由贝氏柯克斯体感染所致）等传染病的病原菌。立克次体大多是人畜共患病的病原菌。

（5）螺旋体（Spirochaeta）是单细胞原核生物。致病性螺旋体主要有伯氏螺旋体、回归热螺旋体、梅毒螺旋体和钩端螺旋体。

二、常见的外源性医院感染

医院感染根据病原菌的来源可分为内源性感染与外源性感染。外源性医院感染，又称交叉感染，是指因各种原因引起的患者在医院内遭受非自身固有的病原菌侵袭而发生的感染。病原菌来自患者身体以外的个体、环境等，包括从个体到个体的直接传播和通过物品、环境而引起的间接感染。常见的外源性医院感染包括以下几种。

（一）不动杆菌感染

不动杆菌（Acinetobacter）是一种革兰氏阴性需氧杆菌，在自然环境中广泛分布，大量存在于医院的各种环境中，易在住院患者的皮肤、结膜、口腔、呼吸道、胃肠道及泌尿生殖道等部位定植。鲍曼不动杆菌具有强大的获得耐药性和克隆传播的能力，近些年已成为引起医院感染的重要病原菌之一。

鲍曼不动杆菌是不动杆菌的代表菌株。其毒力较低，为机会致病菌，但会引起医院获得性肺炎，尤其是呼吸机相关肺炎、尿路感染、切口感染、导管相关感染、皮肤软组织感染、脑部感染和血流感染等。

（二）军团菌感染

军团菌（Legionella）为需氧革兰氏阴性杆菌，是自然存在于水体与土壤中的机会致病菌，其于1976年美国费城召开的退伍军人大会期间暴发的急性呼吸道传染病中被首次分离而出，故被命名为军团菌。在土壤、河水、冷却塔、游泳池、冷藏柜、按摩浴缸、温泉、污水处理厂、空调冷凝水、医院用水、呼吸机产生的气溶胶中有检出该菌的情况。肺炎是军团菌感染最常见的表现，极少情况下，军团菌可导致蜂窝织炎、脓肿、心内膜炎、脑膜炎等肺外感染。军团菌病呈世界性分布，以夏秋季为发病高峰，人群普遍易感，主要发生于高龄、肺部基础疾病、恶性肿瘤、器官移植、肝肾功能衰竭、人类免疫缺陷病毒（human immunodeficiency virus，HIV）等免疫功能低下患者中。尚未发现该菌在人与人之间直接传播。最常见的传播途径是吸入含军团菌的气溶胶。污染的冷却水、空调冷凝水、淋浴水、加湿器水等污染水源是军团菌的主要来源。

（三）曲霉感染

曲霉（Aspergillus）为多细胞真菌，广泛存在于自然环境中，可产生并释放大量的孢子。曲霉孢子的直径有2~10μm，易在空气中悬浮，患者可通过吸入含有孢子的空气而致病。

曲霉是继念珠菌后位列第二位的引起医院感染的常见真菌。在医院内主要发生的曲霉感染是侵袭性曲霉病，多见于免疫功能低下的患者，如骨髓移植、实体器官移植、大剂量使用类固醇皮质激素以及抗肿瘤化疗等患者。医院建筑工程导致邻近病房内有空气污染，或医院的通风设备吸入了邻近工地或其他来源的污染空气，也可能导致医院内曲霉感染的暴发流行。

三、常见的内源性医院感染

内源性感染（endogenous infection）亦称自身感染（self-infection），是指患者由于某种

原因，自身体内寄居的微生物（包括正常菌群和潜伏的致病性微生物）大量繁殖或寄居位置改变而导致的感染。内源性感染的病原菌主要是正常菌群，它们因毒力很弱或无毒，通常情况下不引起健康人感染。但在寄居部位改变、菌群失调或机体免疫功能下降等特定条件时，正常菌群即可成为机会致病菌而引起各种内源性感染。正常菌群（normal flora）指定居在人类皮肤及黏膜上的各类微生物，在正常情况下无害，而且具有拮抗外来病原微生物和提供某些营养物的作用。正常菌群主要分布在皮肤表面、口腔、呼吸道、胃肠道、泌尿生殖系统等，眼结膜和外耳道也有少量的正常菌群存在。

正常菌群的主要生理作用包括下述五个方面。

（1）拮抗作用：正常微生物群在生物体的特定部位生长后，可通过生物拮抗作用，防止致病菌侵入机体。拮抗机制主要是占位、营养争夺、代谢产物的影响等。

（2）营养作用：正常微生物群参与人体的物质代谢、营养转化和合成，细菌通过复杂的酶系统和氧化还原作用，参与蛋白质、糖、脂质的代谢以及激素的转化。

（3）免疫作用：正常微生物群能刺激机体建立完善的免疫系统，是机体免疫系统发育不可缺少的重要组成部分。正常微生物群具有免疫原性，可非特异性刺激宿主的免疫系统，使其产生免疫耐受，从而限制正常微生物群本身对宿主的危害性。

（4）促进生长和抗衰老作用：有研究发现，肠道中双歧杆菌的数量对寿命长短及对疾病的抵抗力有明显影响。保持与增加双歧杆菌的数量可能起到抗衰老的作用。

（5）抗肿瘤作用：正常微生物群可以通过改变肠腔的酸碱度，抑制致癌物的形成；或使某些致癌物质转化为非致癌物质；还能激活巨噬细胞等的免疫功能，或激发自身免疫杀伤癌细胞。

机会致病菌（conditioned pathogen），原属正常菌群中的细菌，由于机体抵抗力下降、寄居部位改变或寄居微生物丛（菌群）平衡失调，从而引起内源性感染。近年来，大量广谱抗菌药物和免疫抑制剂的使用，使机会致病菌引起的医院感染增多，成为严重的问题。

机会致病菌发生的常见情况主要有以下方面。

（1）正常菌群的寄居部位改变：正常菌群由原寄居部位向其他部位或本来是无菌的部位转移，导致寄居部位改变。例如，大肠杆菌在肠道通常是不致病的，但如果从肠道进入泌尿道，或手术时通过切口进入腹腔、血流，则可引发尿道炎、肾盂肾炎、腹膜炎，甚至败血症等。

（2）宿主免疫功能下降：应用大剂量的糖皮质激素、抗肿瘤药物或放射治疗以及艾滋病晚期等，可造成患者免疫功能降低，从而使一些正常菌群在原寄居部位能穿透黏膜等屏障，引起局部组织或全身性感染，严重者可因败血症而死亡。

（3）菌群失调：是指在应用抗菌药物治疗感染性疾病等过程中，宿主某部位寄居细菌的种群发生改变或各种群的数量比例发生大幅度变化，从而导致疾病。菌群失调可表现为二重感染或重叠感染（superinfection），指用抗菌药物治疗某种原感染性疾病的过程中，又感染了另一种或多种病原菌，表现为两种或两种以上病原菌混合感染。这是因为长期或大量应用抗菌药物后，正常菌群被抑制或消灭，而原处于劣势的菌群或外来耐药菌趁机大量繁殖而导致的感染。引起二重感染的常见细菌有金黄色葡萄球菌、白假丝酵母菌和一些革兰氏阴性杆菌。临床表现有假膜性肠炎、鹅口疮、肺炎、泌尿道感染或败血症等。

常见的内源性病原菌感染包括以下几种。

1.葡萄球菌感染

葡萄球菌属（*Staphylococcus*）细菌广泛分布于自然界，例如空气、土壤、物品、人和动物体表及与外界相通的腔道中。本属细菌的种类很多，大部分是不会致人疾病的腐物寄生菌及属于人体正常菌群的表皮葡萄球菌（*S. epidermidis*）。引起医院感染的主要是金黄色葡萄球菌（*S. aureus*）和凝固酶阴性葡萄球菌（coagulase negative staphylococcus，CNS）。

金黄色葡萄球菌所致的人类疾病有化脓性和毒素性两种类型。化脓性感染（侵袭性疾病）是以脓肿形成为主的各种化脓性炎症，一般发生在皮肤组织及深部组织器官，也可引起败血症、脓毒血症，甚至波及全身。毒素性疾病是通过由金黄色葡萄球菌产生的外毒素引起的中毒性疾病，主要包括食物中毒、烫伤样皮肤综合征和毒性休克综合征。

凝固酶阴性葡萄球菌（CNS）是人体皮肤和黏膜的正常菌群，检出率约为90%。最常见的CNS是表皮葡萄球菌和腐生葡萄球菌。当机体免疫功能低下或进入非正常寄居部位时，CNS可引起多种感染，包括泌尿系统感染、细菌性心内膜炎、败血症及由手术和植入医用器械引起的感染。

2.肠球菌感染

肠球菌是人类和动物肠道正常菌群的一部分，在外界环境中同样存在。肠球菌现属肠球菌科，有29个种和亚种，其中对人类具有致病力的主要为粪肠球菌和屎肠球菌。肠球菌并不会产生毒素或水解酶，因而毒力不强，很少引起蜂窝织炎和呼吸道感染。肠球菌仅在一定的条件下（如在宿主组织定植并能抵抗机体的免疫防御机制后）才引起组织病理改变，从而导致感染。其所致的医院感染中，最常见的是尿路感染，其后依次为腹腔感染、盆腔感染、败血症及心内膜炎。此外，肠球菌还可引起外科伤口、烧伤创面、皮肤软组织及骨关节感染。

3.肠杆菌科细菌感染

肠杆菌科（Enterobacteriaceae）细菌是一大群生物学性状相似的革兰氏阴性杆菌，常寄居在人及动物的肠道内，也存在于土壤、水和腐物中。临床常见的可引起内源性感染的肠杆菌科细菌主要为大肠埃希菌和肺炎克雷伯菌。

（1）大肠埃希菌（*E. coli*）属于埃希菌属（*Escherichia*），是临床最常见的、最重要的一个种。大肠埃希菌是肠道中重要的正常菌群，正常情况下能为宿主提供一些具有营养作用的合成代谢产物。当宿主免疫力下降或细菌侵入肠道外组织器官后，即可成为机会致病菌，引起肠道外感染。

大肠埃希菌引起的肠道外感染以泌尿道感染最为常见。引起泌尿道感染的大肠埃希菌大多来源于结肠，污染尿道上行至膀胱，甚至肾脏和前列腺，呈上行性感染。尿道感染的临床症状主要有尿频、排尿困难、血尿和脓尿等。因生理构造差异，女性泌尿道的感染率比男性高。性行为、怀孕、男性前列腺肥大、插管和膀胱镜等均为尿路感染的危险因素。由医院感染导致的败血症中，大肠埃希菌是最常见的革兰氏阴性菌（占45%）。它通常由大肠埃希菌性尿道和胃肠道感染引起，随着疾病进展入血。大肠埃希菌败血症具有很高的死亡率。

（2）克雷伯菌属（*Klebsiella*）广泛分布于自然界，如土壤、水、农产品和林产品中，在人和动物的呼吸道及肠道内也常见，是典型的机会致病菌，常于宿主机体抵抗力下降时引起感染或暴发性流行。其中，肺炎克雷伯菌肺炎亚种与人类的关系密切，所致的疾病占克雷伯菌属感染的95%以上。肺炎克雷伯菌可引起重症肺炎、支气管炎，还能引起各种肺外感染，包括肠炎、婴幼儿脑膜炎、泌尿系统感染、创伤感染和败血症等。其中，高毒力肺炎克雷伯菌是社区获得性肝脓肿的重要病原，多发于亚洲中老年男性。肺炎克雷伯菌的易感者包括糖尿病和恶性肿瘤患者、全身麻醉者、抗菌药物应用者、年老体弱者和婴幼儿等。

（3）其他菌属：变形杆菌属的奇异变形杆菌和普通变形杆菌在离开肠道后也可引起人的原发与继发感染。因其高度的运动能力，在固体培养基上可呈扩散性生长，产生迁徙生长现象。高度运动能力也与其对泌尿系统的侵袭有关。此外，变形杆菌属还可引起脑膜炎、腹膜炎、败血症等。肠杆菌属的产气肠杆菌和阴沟肠杆菌也是医院感染中常见的机会致病菌，常可从泌尿道、呼吸道和伤口感染患者的临床标本中分离获得，也可引起败血症及脑膜炎等。

4.梭菌感染

梭菌属（*Clostridium*）是指一群厌氧、革兰氏染色阳性、能形成芽孢的杆菌，由于芽孢的直径比菌体宽，菌体膨大呈梭形，故此得名。其多数为腐生菌，仅少数为病原菌，主要分布于土壤、人和动物肠道及粪便中；形成的芽孢对氧、热、干燥和消毒剂均有强大的抵抗力，能够在体外环境生存；芽孢侵入机体后，在适宜条件下发芽而形成繁殖体，可产生强烈的外毒素，引起人类和动物发病。医院感染中最常见的是艰难梭菌（*C. difficile*），其是引起医源性腹泻的最重要的病原菌之一，约占20%~30%，在美洲、欧洲和亚洲具有较高的发病率。

长期住院史、罹患基础疾病、年老高危和接受抗菌药物治疗等是导致艰难梭菌感染的危险因素。其中，抗菌药物治疗史是最重要的高危诱因，常在抗菌药物预防或治疗应用5~10天后，出现水样腹泻，因此，传统上由艰难梭菌导致的医源性腹泻也称为抗菌药物相关性腹泻。其原因主要是由于抗菌药物可破坏肠道的正常菌群，而正常菌群对艰难梭菌芽孢发芽形成繁殖体和毒素的产生有显著的抑制作用。尽管所有的抗菌药物，甚至抑酸剂治疗都与艰难梭菌感染相关，但林可霉素、头孢菌素和喹诺酮类抗菌药物是最常见的诱因。同时，除抗菌药物的类型外，抗菌药物的作用时间、剂量和联合作用均是重要的影响因素。

5.念珠菌感染

念珠菌属于类酵母菌，又称假丝酵母菌，属单细胞真菌，呈圆形或卵圆形，以出芽方式繁殖，可形成假菌丝，少数可形成厚壁孢子及真菌丝。自然界广泛存在念珠菌。同时，念珠菌也是人体胃肠道、泌尿生殖道及皮肤上的正常菌群，属于机会致病菌，可引起皮肤真菌病和深部真菌病，是院内真菌感染最常见的病原菌。念珠菌是引起医院导管相关尿路感染的第二大病原菌，是引起医院导管相关血流感染的第三大病原菌。以白念珠菌最常见，致病力也最强，其次为热带念珠菌，其他少见者有近平滑念珠菌、光滑念珠菌、克柔念珠菌等。念珠菌主要通过黏附，产生毒素、水解酶和酸性蛋白酶，形成芽生孢子及假菌丝而致病。

🛡 思考题

1.请思考：常见的外源性医院感染有哪些？
2.请思考：常见的内源性医院感染有哪些？

🛡 参考文献

1.李凡，徐志凯.医学微生物学. 9版. 北京：人民卫生出版社，2018.

2.黄建荣，盛吉芳.感染科临床必读.杭州：浙江大学出版社，2013.

3.ELLENBERG E . Nosocomial infection: a terminological clarification. Lancet Infectious Diseases, 2004, 4（12）: 721−721.

4.JAIN S, SELF W H, WUNDERINK R G, et al. Community−acquired pneumonia requiring hospitalization among U.S. adults. N Engl J Med，2015，373：415.

5.中华医学会感染病学分会，中华医学会肝病学分会.慢性乙型肝炎防治指南（2019年版）.中华肝脏病杂志，2019，27（12）：938−961.

第二节 医院感染的病原学特点

◉ 编写：瞿婷婷 葛天翔

课程视频
二维码

医院感染病原学特点包括：①以机会致病菌为主，以正常菌群居多，也有一小部分的腐物寄生菌和致病菌。②多为多重耐药菌株。对临床使用的3类或3类以上抗菌药物同时呈现耐药的现象被称为多重耐药性，该菌株为多重耐药菌株。医院感染病原菌中，尤以革兰氏阴性杆菌最易成为多重耐药菌株，并可引起医院感染的暴发流行。③主要侵犯接受手术、侵入性操作治疗的患者或免疫力低下的宿主：免疫力低下的患者包括使用激素、免疫抑制剂、广谱抗菌药物患者，肿瘤、糖尿病、肝硬化患者以及老年人、婴幼儿等。

一、医院感染的病原微生物分布及其变迁

随着时代的进展，医院易感病原菌谱也在不断地发生变化，除了细菌外，还有病毒、衣原体、支原体、真菌、原虫等。

目前，我国医院感染的常见的病原菌仍以细菌为主，菌种分布从既往以革兰氏阳性球菌为主，逐步过渡到以革兰氏阴性杆菌为主。20世纪40年代前，抗菌药物尚未问世，医院病原菌以化脓性链球菌和肺炎链球菌为主。自青霉素应用于临床后，20 世纪 50 年代，金黄色葡萄球菌取代了链球菌，1/3 以上的菌血症是由金黄色葡萄球菌所致的，而至 20 世纪 60 年代这一数值则下降至 1/5。20 世纪 70 年代，革兰氏阳性菌成为主要病原菌。但近 20 年来，肠杆菌及非发酵菌的感染约占医院感染的 60%~65%。氨基糖苷类、大环内酯类和广谱青霉素的问世，有效地控制了革兰氏阳性球菌的传播，而且对一些革兰氏阴性杆菌，如对沙门菌、志贺菌、嗜血杆菌等也有一定的抑制作用。然而一些机会致病菌，如铜绿假单胞菌、不动杆菌、黄杆菌、沙雷菌、阴沟杆菌、克雷伯菌等，引起的感染则在不断地增加。根据近年来的全国医院感染病原菌调查发现，医院感染病原菌以革兰氏阴性菌为主，其次为革兰氏阳性菌和真菌，在不同的医院感染部位中居首位的病原菌各不相同。根据2019—2020年中国耐药监测数据以及中国细菌耐药监测网（China Antimicrobial Resistance Surveillance System，CARSS）数据显示，前五位的细菌排名与近几年相同，居病原菌排名首位的为大肠埃希菌，其次为肺炎克雷伯菌、金黄色葡萄球菌、铜绿假单胞菌和鲍曼不动杆菌。

同时，真菌在医院感染所占的比例也越来越大。近年来，真菌感染呈上升趋势，患

者本身的基础疾病较重、激素和化疗的应用、侵入性治疗操作、大量的广谱抗菌药物的使用，引起体内菌群失调、屏障功能破坏。在致病的真菌中，主要有念珠菌、新型隐球菌、曲霉菌、丛生毛霉菌等，最常见的是念珠菌属，其中，以白念珠菌最多。

病毒也是医院感染的重要病原菌。最常引起医院感染的病毒有巨细胞病毒、呼吸道合胞病毒、轮状病毒、流感病毒、疱疹病毒、风疹病毒、艾滋病病毒等。大部分病毒感染是由外源性病毒引起，也有在某种情况下，由潜伏在特殊宿主细胞内的内源性病毒被激活所致。

二、医院感染的主要耐药菌的变迁

随着广谱抗菌药物的大量合成与发展，尤其是临床上对广谱抗菌药物的滥用，造成了大量的耐药菌株，而且大部分为多重耐药菌株。患者的抗菌药物的使用种类较多、机械通气时间较长、使用碳青霉烯类药物、导管的留置时间较长是导致多重耐药菌感染的主要危险因素。2001年，WHO发表了《WHO遏制抗菌药物耐药的全球战略》(*WHO Global Strategy for Containment of Antimicrobial Resistance*)，为应对抗菌药物耐药提出了建议。在过去的20年，抗菌药物耐药病原菌已经成为全球重大公共卫生的威胁。2017年，WHO发布公告，将临床重要耐药细菌按危险程度进行分级，指出目前亟须开发新抗菌药物以应对重要耐药菌所致的感染，包括耐碳青霉烯类革兰氏阴性杆菌、产超广谱β-内酰胺酶肠杆菌科细菌、耐甲氧西林金黄色葡萄球菌和耐万古霉素肠球菌、艰难梭状芽孢杆菌(clostridium difficile，CD)等。碳青霉烯类抗菌药物包括亚胺培南、美罗培南和厄他培南等，是治疗多重耐药革兰氏阴性杆菌所致感染最有效的抗菌药物之一。随着该类药物在临床上的广泛应用，细菌对碳青霉烯类抗菌药物的耐药率呈逐年快速上升的趋势。其中，最需要关注的是碳青霉烯耐药革兰氏阴性杆菌，主要包括碳青霉烯耐药肠杆菌目细菌(carbapenem-resistant enterobacteriaceae，CRE)、碳青霉烯耐药鲍曼不动杆菌(carbapenem-resistant acinetobacter baumannii，CRAB)和碳青霉烯耐药铜绿假单胞菌(carbapenem-resistant pseudomonas aeruginosa，CRPA)三种类型。目前，国内外的医院感染中，尤以碳青霉烯类耐药肠杆菌目细菌引起的感染形势最为严峻。

中国细菌耐药监测网的历年监测结果显示，我国临床分离肺炎克雷伯菌对碳青霉烯类抗菌药物的耐药率从2005年的3%快速攀升至2019年的25%以上，上升幅度高达8倍。根据《中国抗菌药物管理和细菌耐药现状报告(2020)》公布的全国细菌耐药监测网的数据，2019年碳青霉烯耐药肺炎克雷伯菌(CR-KPN)的检出率持续上升，从2013年的4.9%上升至2019年的10.9%，且我国不同省份不同医疗机构分离菌株的耐药率相差较大，河南省从2014年的9.4%上升至2019年的32.8%，为近5年全国上升最快的地区；碳青霉烯耐药大肠埃希菌（CR-ECO）的检出率为1.7%；碳青霉烯耐药鲍曼不动杆菌（CR-ABA）的检出率为56%，仍然维持较高的水平；2019年碳青霉烯耐药铜绿假单胞菌（CR-PAE）的检出率为19.1%。

2019年，CARSS的数据显示，对三代头孢菌素耐药肺炎克雷伯菌（CTX/CRO-R-KPN）的检出率呈现逐步下降趋势，从2014年的36.9%逐步下降至2019年的31.9%；对三代头孢菌素耐药大肠埃希菌（CTX/CRO-R-ECO）的检出率呈现逐步下降趋势，从2014年的59.7%逐步下降至2019年的51.9%；耐甲氧西林金黄色葡萄球菌的检出率近5年呈现缓慢下降趋势，从2014年的36%逐步下降至2019年的30.2%。虽然耐万古霉素肠球菌是美国医院感染的重要耐药菌，但其在国内的分离率一直低于5%。2019年，CARSS的数据显示，青霉素耐药肺炎链球菌及万古霉素耐药屎肠球菌的检出率分别为1.6%及1.1%，近年来一直维持在较低的水平。

三、主要耐药菌的耐药机制

随着临床上抗菌药物、免疫抑制剂的广泛应用，以及侵袭性操作的增加，导致对抗菌药物耐药细菌的感染越来越多。主要的耐药机制包括：①抗菌药物水解酶、修饰酶的产生；②靶位的改变；③膜通透性的下降；④外排泵的高表达；⑤生物被膜的形成。

产超广谱β-内酰胺酶（ESBL）肠杆菌科细菌：超广谱β-内酰胺酶（ESBL）是指由细菌质粒介导的能水解氧亚氨基-β-内酰胺类抗菌药物，并可被β-内酰胺酶抑制剂（如克拉维酸、三唑巴坦、舒巴坦等）所抑制的一类酶，它是导致革兰氏阴性细菌对新型广谱β-内酰胺类抗菌药物耐药最重要的机制。ESBL主要由肠杆菌科细菌产生，以肺炎克雷伯杆菌和大肠埃希菌为代表。ESBL的种类已超过200多种，其类型可以分为TEM型、SHV型、OXA型、CTX-M型等，我国以CTX-M型为主。

碳青霉烯耐药肠杆菌目细菌（CRE）：美国疾病预防控制中心关于CRE的定义为满足以下任意一个条件。①对亚胺培南、美罗培南、厄他培南或多利培南任何一种碳青霉烯类耐药者；对于天然对亚胺培南敏感性降低的细菌（如摩根菌属、变形杆菌属和普罗威登菌属等），需参考除亚胺培南外的其他碳青霉烯类抗菌药物的药敏结果。②产生碳青霉烯酶。肠杆菌目细菌对碳青霉烯类耐药的机制包括产碳青霉烯酶、高产AmpC酶或ESBL合并外膜孔蛋白缺失或外排泵高表达，其中又以产碳青霉烯酶最为重要。碳青霉烯酶主要包括KPC酶、OXA-48酶及NDM型金属酶。CRE中以肺炎克雷伯菌、大肠埃希菌最为常见。其中，肺炎克雷伯菌主要产KPC-2酶，部分产OXA-48酶，少数产NDM酶；而大肠埃希菌主要产NDM酶。

耐甲氧西林金黄色葡萄球菌（MRSA）：*mecA*基因通过R质粒或转座子转入金黄色葡萄

球菌，它编码一个78kD的青霉素结合蛋白2a（penicillin-binding protein 2a，PBP2a）。这是MRSA的主要耐药机制。PBP2a与β-内酰胺类抗菌药物的亲和力极低，β-内酰胺类药物不能阻碍MRSA细胞壁肽聚糖层合成，从而产生耐药。

耐青霉素肺炎链球菌（penicillin-resistant Streptococcus pneumoniae，PRSP）：青霉素结合蛋白（PBPs）变异，与抗菌药物的亲和力下降是肺炎链球菌对青霉素耐药的主要机制。其中，PBP1a、PBP2b和PBP2x的变异起主要作用。

耐万古霉素肠球菌（VRE）：万古霉素与肠球菌细胞壁上的五肽糖前体结合，形成复合体，阻止肽糖聚合所需的转糖基和转肽反应，从而抑制肠球菌的细胞壁生物合成。而VRE的细胞壁肽糖前体末端的D-丙氨酸发生了改变，万古霉素不能与之相结合，因此不能抑制细胞壁合成。临床上，其主要为VanA型和VanB型。VanA型对万古霉素、替考拉宁均耐药；VanB型对万古霉素耐药，对替考拉宁敏感。我国的VRE以VanA型为主。

🛡️ 思考题

1. 请思考：医院感染的病原菌有哪些特点？
2. 请思考：近年来，医院感染中的主要耐药菌有哪些？

🛡️ 参考文献

1. 杨启文，吴安华，胡必杰，等. 临床重要耐药菌感染传播防控策略专家共识. 中国感染控制杂志，2021，20（1）：1-14.

2. CHINET数据云. CHINET中国细菌耐药监测网.[2023-07-01]. http：//www. chinets. com.

3. 胡付品，郭燕，朱德妹，等. 2019年CHINET三级医院细菌耐药监测. 中国感染与化疗杂志，2020，20（3）：233-242

4. Centers for Disease Control and Prevention（CDC）. Facility guidance for control of carbapenem-resistant Enterobacteriaceae（CRE）. [2023-07-01]. https：//www. cdc. gov/hai/ pdfs/cre/cre-guidance-508. pdf.

5. 国家卫生健康委合理用药专家委员会. 2019年全国细菌耐药监测报告. [2023-07-01]. http://www.carss.cn/Report/Details?aId=770.

6. 中华预防医学会医院感染控制分会，等. 中国碳青霉烯耐药革兰氏阴性杆菌（CRO）感染预防与控制技术指引. 中华医院感染学杂志，2019，29（13）：1921-1926.

7. 中国碳青霉烯耐药肠杆菌科细菌感染诊治与防控专家共识编写组. 中国碳青霉烯耐药肠杆菌科细菌感染诊治与防控专家共识. 中华医学杂志，2021，101（36）：2850-2860.

第三节　病原学标本采集与报告解读

● 编写：杨雪静

课程视频
二维码

　　感染性疾病（infectious diseases）的正确诊断与治疗需要以准确的病原学检测结果作为指导，而获得准确的病原学检测结果的前提是正确采集和送检合格标本。此外，正确解读临床病原学检验报告是临床医生为患者提供有效治疗的基础。因此，检验工作者应规范病原学标本的采集和运输，有效避免因标本因素产生错误的病原学检验结果。同时，检验工作者应当帮助临床医生正确理解病原学的检验报告，指导临床用药，以免延误患者的治疗时机。

一、不同病原学标本的采集

（一）病原学标本采集的基本原则

1.早期采集

对于临床疑似感染的患者，应当在疾病早期或急性期采集标本，可提高检出率。

2.在抗菌药物使用前采集

对于临床疑似感染的患者，应在使用抗菌药物前采集标本送检。

3.采集的标本应无外源性污染

应尽量送检无菌部位的标本，尤其是血培养。采集标本的过程应严格遵循无菌操作，避免感染部位周围以及感染部位附近皮肤或黏膜定植菌群的污染。

4.标本采集量应适宜

标本量过少/过多可能会导致检测结果的假阴性。

5.采集方法要适当

如对于尿液标本，疑为厌氧菌感染时，应当从耻骨上缘行膀胱穿刺术取样；若怀疑是需氧或兼性厌氧菌感染，可直接留取中段尿。

6.对于某些标本应注意采集时间

如怀疑伤寒沙门菌感染，在发病的第1~2周采集血液，在第3~4周采集大便和尿液，可提高检出率。

7.检验申请单及标签信息的完整性

申请单的内容有：（1）患者的信息包含姓名、性别、年龄、患者的唯一编号（如住院号）等；（2）申请科室或病区、申请医生；（3）标本信息包含标本类型、采集日期及时间、采集部位、采集方法；（4）临床诊断，尤其是感染性疾病的疑似诊断；（5）检测目的，尤其是一些特殊检测项目和希望提醒临床微生物室重点关注的内容；（6）是否已使用抗菌药物。

每份标本上应贴有标签，标签应含有以下信息：（1）患者的姓名；（2）患者的唯一编码（如住院号）；（3）申请医生；（4）标本类型及采集部位；（5）检测目的；（6）标本采集的日期和时间。

（二）常见病原学标本的采集

病原学标本的采集需根据患者的临床表现及诊断来选择合适的标本类型，不同的感染疾病往往需要采集不同类型的标本。因此，选择合适的标本类型及正确的采集方法对于提高检出率至关重要。微生物实验室常见标本的采集方法及注意事项见表2-3-1。

表2-3-1 微生物实验室常见标本的采集方法及注意事项

标本类型	采集方法	注意事项
血培养标本	通常为肘静脉，忌在静滴抗菌药物的静脉处采血。除非怀疑有与导管相关的血流感染，否则不应从留置静脉或动脉导管取血，因为导管常伴有定植菌存在。	①尽量在患者寒战或发热初起时采血。②在抗菌药物使用前采集血培养。对于已使用的抗菌药物，在下一次用药之前采集。③对皮肤和培养瓶口进行消毒并充分干燥。④血培养时应采集2~3套，每瓶8~10mL，每套含需氧瓶及厌氧瓶；每套从不同的穿刺点采集。⑤采集后的血培养建议在2小时内送检；血培养如不能立即送检，应常温下保存，切勿冷藏或冷冻。
呼吸道标本	痰液——指导患者清洁口腔后深咳，留取痰液。咽拭子——快速擦拭两侧腭弓和咽、扁桃体的分泌物。支气管镜-肺泡灌洗液——通过纤维支气管镜对病灶所在的支气管以下肺段或亚肺段水平进行灌洗后留取标本。气道吸取标本——通过气管内插管，将一次性无菌吸痰管推进呼吸道直至遇到阻力后开始抽吸，留取标本在吸痰杯内。	①在抗菌药物使用前采集，或更换抗菌药物前采集。②患者用清水漱口2~3次，有假牙者应先取下假牙，避免受口咽部菌群污染。③患者用力咳嗽，咳出深部痰液，将痰液咳入无菌杯内。④痰培养不是诊断肺部感染的最佳标本。血培养、肺泡灌洗液或经气管吸取物的培养结果更加准确。⑤采集后的呼吸道标本应在2小时内送检。
尿液标本	中段尿——清洗尿道口后将尿液留取至无菌容器内。用导尿管采集尿液——穿刺导尿管近端侧壁来采集尿液标本。耻骨上膀胱穿刺——局麻后进行穿刺吸取。	①在抗菌药物使用前采集，或更换抗菌药物前采集。②采集前对尿道口充分清洗或消毒（男性充分暴露龟头），排去前段尿，用无菌采样杯采集中段尿液（10~20mL）。③采集导尿管尿液时，关闭导尿管，不超过30分钟，消毒导尿管近端的采样部位，将无菌注射器斜刺入导尿管，抽吸尿液（10~20mL）。④多次收集或24小时尿不能作培养。⑤标本采集后应立即将其送检，若30分钟内不能及时送检，须4℃冷藏。

标本类型	采集方法	注意事项
脑脊液、胸腹水	脑脊液——在第 3、4 腰椎或第 4、5 腰椎间隙进行穿刺采集脑脊液。 胸腹水——可借助影像学定位穿刺部位，消毒穿刺部位的皮肤，麻醉穿刺部位，用中空孔针穿刺至胸 / 腹膜腔内进行标本采集。	①严格进行无菌操作，避免污染。 ②所有的标本均采用无菌容器送检。 ③除了做需氧菌培养外，还应做厌氧菌培养。
胃肠道标本	粪便——自然排便法、肛门拭子法。 胃活检组织——经内镜引导，用活检钳采集 1~2 块样品。	①尽量在急性期和用药前采集标本，以提高检出率。 ②为提高阳性检出率，要采集新鲜标本，立即送检。
生殖道标本	生殖道分泌物——无菌拭子对检测部位进行标本采集。 液体——精液采用体外排精法收集，前列腺液经直肠前列腺按摩后采集。	①标本采集过程中应严格遵循无菌操作，以减少杂菌污染。 ②疑有宫腔感染，如遇产妇需行剖宫产时，待胎儿娩出后取宫颈分泌物，并同时取婴儿耳拭子一同送检。 ③沙眼衣原体和病毒均在宿主细胞内繁殖，取样时应在病变部位停留片刻，并采集尽可能多的上皮细胞。

（三）病原学标本的运送

1. 防止漏撒

所采集的标本均具有潜在的生物危害，故应当将标本置于密闭、防渗漏的容器中进行运输。

血标本采集
视频二维码

2. 尽快送检

常规病原学检验的标本从采集到运送至实验室的时间宜控制在 2 小时以内。某些特殊的标本，如厌氧培养的标本，建议在15~30分钟内送至实验室。

3. 注意保温

对于疑似对温度敏感的奈瑟菌等感染的标本，应注意保温送检。血液、脑脊液、生殖道和内耳分泌物等标本不可冷藏。

（四）标本优先处理原则

（1）实验室建立紧急检查程序，明确需要紧急处理的标本类型、检验项目、标本检验顺序。

（2）实验室接收紧急标本后应立即处理。涂片染色镜检的结果宜在 2 小时内反馈给临床。紧急检查的标本包括（但不限于）下列标本：

a）脑脊液标本；

b）血培养阳性标本；

c）来自手术室、重症医学科、急诊科的无菌部位标本；

d）其他临床认为有必要紧急检查的标本。

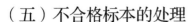

（五）不合格标本的处理

实验室应制定并执行不合格标本拒收制度。不合格标本包括以下几种情况，拒收原因见表2-3-2。

（1）拒收标本标记错误或无患者姓名的标本。

（2）拒收标本类型和申请检验项目不符的标本。

（3）拒收容器破损的标本，拒收容器表面有严重污染的标本，拒收使用不符合专业规范容器采集的标本。

（4）拒收质量评估不合格的标本，合格的标本需满足相应的质量判断方法，如痰（除用于军团菌和分枝杆菌检查的标本外）：鳞状上皮细胞＜10/低倍视野。

（5）采集部位、转运容器以及转运条件不符合要求，宜重新采集标本。

（6）标本拒收时应联系临床科室，向其解释拒收的原因并要求其重新采集合格的标本。

（7）标本拒收程序实施前，实验室与临床科室共同审阅通过。

表2-3-2　微生物实验室常见的标本拒收原因

标本类型	拒收原因
血培养标本	血培养瓶破裂、渗漏； 血培养瓶内注入非无菌标本。
呼吸道标本	没有标签或贴错标签； 标识信息不明，未提供采集时间等； 运送容器选择不当或有渗漏。
尿液标本	患者集尿袋中的尿液标本； 申请做厌氧菌培养，但未从耻骨弓上穿刺采集尿液。
脑脊液、胸腹水	同呼吸道标本。
胃肠道标本	干燥的拭子； 含钡粪便、干便、明显污染的粪便。
生殖道标本	同呼吸道标本。
皮肤、软组织标本	将标本置于福尔马林中。

二、病原学报告和药敏结果解读

（一）病原学报告的常规要素

1. 患者属性　表明患者和标本的唯一性的信息，至少需要下列信息：姓名、性别、出生年月/年龄、病历号、科室和病房（住院患者）。

2. 医务人员的相关信息　有开单医生的姓名，标本处理人员的姓名。

3. 患者的临床资料　有诊断、医嘱项目及抗菌药物的使用情况。

4. 标本类型及部位　如对于血液，应区分抽取方式及部位；对于关节液，要标明具体关节；对于尿液，应区分中段尿与导管尿等。

5. 检查方法　标本涂片染色的类型及培养方法的名称。

6. 时间信息　开单时间、采集时间、转运节点时间、检验时间、报告时间及报告打印时间等。

7. 标本性状　颜色、黏稠度、质量判断等。

（二）涂片结果的规范报告

1. 革兰氏染色　细菌革兰氏染色，除上述基本信息外，应报告每种菌体的形态（球菌、杆菌或球杆菌），染色情况（阳性、阴性或不确定），排列情况（双球、四联、八叠、短/长链、葡萄状等），半定量，比例。见图2-3-1。

2. 抗酸染色　运用半定量方式进行报告（WHO的6层报告方式）；同时，可进行形态描述、菌体交联情况报告，并备注抗酸染色阳性杆菌，建议进一步区分结核分枝杆菌与非结核分枝杆菌。

3. 弱抗酸染色　报告菌体形态（分枝、细长弯曲、丝状等），并备注建议进一步进行奴卡菌、分枝杆菌、结核/非结核分枝杆菌鉴定。

4. 墨汁负染　描述荚膜等菌体特征。

5. 真菌　区分酵母和菌丝相；对于菌丝，需区分真假菌丝。

6. 其他　有条件时可添加彩色图片，做好必要的图注。

XX医院检验（微生物）报告单

姓名：	年龄：	性别：	病历号：	样本编号：
申请科室：	临床诊断：	标本类型：	检验项目：	申请时间：

发现 G+ 链球菌，宽端相对，尖端向外。

配图区

接收时间：　　　　检验时间：　　　　审核时间：　　　　打印时间：

接收者：　　　　　检验者：　　　　　审核者：

备注：本次检验组仅对该标本负责。如有疑义，请于 24 小时内联系微生物实验室，联系电话 XXXXXXXX。

图 2-3-1　涂片结果报告单

（三）培养结果的规范报告

目前，临床微生物培养的检验项目主要可分为血液/体液全自动增菌培养、普通培养、特定培养、真菌培养、厌氧培养等，可根据不同的检验目的进行报告，并在报告中附上培养时间与药敏结果。

1. **特定培养**　根据有无目的菌生长，可报告为"经XX天培养，发现/无某菌生长"。

2. **普通培养**　对于正常有定植菌存在部位的标本，若无菌生长或仅有定植菌生长，则报告为"经XX天培养，无菌生长/仅见正常菌群生长"。对于生理条件下无菌部位的标本，培养阴性时可报告"经XX天普通培养，无菌生长"。若发现1~2种致病菌，可报告为"经XX天培养与鉴定，发现某菌生长"。若发现3种及以上菌种生长，如临床意义明确，需分别鉴定与报告；如临床意义不明确，则报告混合生长。见图2-3-2。

3. **疑似污染**　区分实验室内外污染。若确定为实验室内污染，不回报临床；若确定为实验室外污染，无法确定污染源的分离株，需与临床进行沟通。

4. **重复的分离株**　系同一患者同部位在某一时间段内重复出现表型基本一致的分离株，经形态学和简单生化反应判断后，可不进行完整鉴定与药敏实验，结果可参考前一次的报告。

5. **拒收报告**　标本质量差时，可根据拒收标准进行拒收报告，如痰标本涂片可见扁平鳞状上皮细胞≥10个/LPF[①]。

---

① LPF 指低倍视野，low-power field。

XX 医院检验（微生物）报告单

姓名：	年龄：	性别：	病历号：	样本编号：
申请科室：	临床诊断：	标本类型：	检验项目：	申请时间：

检验结果：经 XX 天培养，发现 XX 菌生长，纯度 ___%。		
药物名称	最低抑菌浓度	结果

接收时间：	检验时间：	审核时间：	打印时间：
接收者：	检验者：	审核者：	

备注：本次检验组仅对该标本负责。如有疑义，请于 24 小时内联系微生物实验室，联系电话 XXXXXXXX。

图 2-3-2　培养及药敏结果报告单

（四）药敏试验及其结果的解读

1. **概念**　测定抗菌药物在体外对病原微生物有无抑菌或杀菌作用的方法为抗菌药物敏感性试验，简称药敏试验（antimicrobial susceptibility test，AST）。

2. **药敏试验的意义**　预测抗菌治疗的效果；指导抗菌药物的临床应用；发现或提示细菌耐药机制的存在，能帮助临床医生选择合适的药物，避免产生或加重细菌的耐药；监测细菌耐药性，分析耐药菌的变迁，掌握耐药菌感染的流行病学，以控制和预防耐药菌感染的发生和流行。

3. **药敏试验要遵循一定的原则**　药敏试验检测的是微生物的获得性耐药，不检测天然耐药。天然耐药的信息一般由文献提供，实验室检测人员应学习微生物天然耐药文献，并积极与临床医生进行交流。

4. **药敏试验的选择**　抗菌药物的选择应遵循有关指南，并与医院感染科、药事委员会和感染控制委员会专家共同讨论决定。我国的实验室主要参照美国临床和实验室标准协会制定的抗菌药物选择原则。A 组，对特定菌群进行常规试验并常规报告的药物；B 组，包括临床上重要的，特别是针对院内感染的药物，可用于常规试验，但仅选择性报告；C 组，包括一些替代性或补充性的抗菌药物，在 A、B 组过敏或耐药时选用；U 组，仅用于治疗尿路感染的抗菌药物；O 组，对该组细菌有临床适应证但一般不允许常规试验与报告的药物；Inv 组，目前正在进行抗菌活性评估，未被美国食品药品管理局批准。

5. **药敏试验方法**　临床微生物实验室应选择先进、方便的方法进行常规的抗菌药物敏感试验。常用的药敏方法包括纸片扩散法、稀释法、E-test 法和自动化仪器法。根据试验方法的不同，折点可以用最低抑菌浓度（minimal inhibitory concentration，MIC）（mg/L 或

μg/mL）和抑菌圈直径（mm）表示。其中，MIC是指抑制细菌可见生长的最低药物浓度。

6. 药敏结果解读

（1）药敏结果类型

敏感：指当使用常规推荐剂量的抗菌药物进行治疗时，该抗菌药物在患者的感染部位通常所能达到的浓度可抑制分离菌株的生长。

中介：存在以下几种不同的含义。

1）抗菌药物的MIC接近血液和组织中通常可达到的浓度，分离株的临床应答率可能低于敏感株。

2）根据药代动力学资料分析，若某药在某些感染部位被生理性浓缩或高剂量使用时是安全的，则意味着该药在治疗该部位/高剂量给药时可能有效。

3）中介意味着一个缓冲区，以防止由一些小的、不能控制的技术因素导致的结果解释偏差，特别是对某些毒性范围较窄的药物。

耐药：指使用常规推荐剂量的抗菌药物治疗时，感染部位通常所能达到的药物浓度不能抑制菌株的生长，也可证明MIC或抑菌圈直径可能处于特殊的微生物耐药机制范围（如某些耐药酶）。

（2）常见的药敏结果的解读

1）MRSA/MRSE[①]是指对所有耐酶青霉素（甲氧西林、奈夫西林、苯唑西林、氯唑西林和双氯西林）耐药，而且对所有β-内酰胺类抗菌药物耐药的金黄色葡萄球菌/表皮葡萄球菌，包括头孢菌素（含酶抑制剂的头孢菌素）、碳青霉烯类。此外，MRSA/MRSE的出现常伴随着四环素、红霉素、克林霉素及氨基糖苷类抗菌药物的耐药。

2）超广谱β-内酰胺酶（ESBL）：是一类能水解青霉素类、头孢菌素类及单环类抗菌药物的β-内酰胺酶，其活性可被酶抑制剂（如克拉维酸、舒巴坦或他唑巴坦）所抑制。大肠埃希菌和肺炎克雷伯菌是最常见的产ESBL菌，其他肠杆菌科细菌和非发酵菌中亦可存在。碳青霉烯类抗菌药物、头孢西丁、含ESBL酶抑制剂的复合剂等可用于产ESBL菌株的治疗。

3）葡萄球菌属的药敏结果分析：主要根据青霉素、苯唑西林及万古霉素的结果进行判断和选药，可分为以下几类。①青霉素敏感：表示对青霉素类、头孢菌素类均敏感。因此，青霉素为首选抗菌药物，也可选择一代头孢。②青霉素耐药，苯唑西林敏感：表示对不耐酶的青霉素耐药，但对耐酶青霉素、头孢类抗菌药物敏感。可使用耐酶青霉素，如苯唑西林、氯唑西林或使用由酶抑制剂组成的复方制剂，如氨苄西林+舒巴坦或使用一代、二代头孢。③青霉素和苯唑西林均耐药：表示对所有的青霉素类、头孢类和其他β-内酰胺类抗菌药物均耐药。轻症感染者可使用氟喹诺酮类、四环素类、复方磺胺、磷霉素等联合用药。

---

① MRSE 表示耐甲氧西林表皮葡萄球菌，methicillin resistant staphylococus epidermidis。

重症感染可选择糖肽类、恶唑烷酮类抗菌药物或环脂肽类抗菌药物，如万古霉素、替考拉宁、利奈唑胺或达托霉素，必要时联合利福平；尿路感染可选择呋喃妥因、复方磺胺、氟喹诺酮类等。

4）革兰氏阴性杆菌的药敏结果分析：①头孢菌素及氨基糖苷类均敏感，轻症感染时可选择庆大霉素、氨苄青霉素、哌拉西林；重症感染时可选择三代头孢。②一代（二代）头孢及氨基糖苷类耐药，三代头孢敏感：可以选用三代头孢。③三代头孢耐药，头孢西丁敏感：提示可能为ESBL，可选择碳青霉烯类、头霉素类抗菌药物以及由β-内酰胺酶抑制剂组成的复方制剂。

5）铜绿假单胞菌的药敏结果分析：该菌有多种耐药机制存在，并且该菌在治疗过程中容易产生耐药性，故在治疗3~4天后需重新进行药敏试验。由于该菌的耐药率高，一般选择联合用药：三代、四代头孢+氨基糖苷类；碳青霉烯类+氨基糖苷类；脲基青霉素+氨基糖苷类；酶抑制剂的复合制剂+氨基糖苷类。

6）不动杆菌属的药敏结果分析：不动杆菌是医院感染科的重要的机会致病菌，可引起严重的感染。该菌的耐药率高，且对多种抗菌药物呈多重耐药。根据药敏试验的检测结果，目前敏感性较高的是亚胺培南、美罗培南、头孢哌酮舒巴坦和氟喹诺酮类药物。

三、案例分析

（一）有细菌感染，但为何培养结果为阴性？

【案例经过】

上午临近下班时，皮肤科来了一位以为是小腿溃疡的老婆婆。患者有糖尿病史，小腿溃疡2个月余不愈。经查看，溃疡面积较大，但并不深，有明显脓性分泌物。于是，进行分泌物细菌培养和涂片镜检以及头孢呋辛静脉滴注、庆大霉素生理盐水湿敷，并嘱咐护士先取材再用药，笔者就放心地就餐去了。

当天下午，镜检结果报告显示找到少量的革兰氏阳性球菌，治疗方案未更改。然而，2天后细菌培养结果为阴性，患者的病情无明显改善，但其近期的血糖控制较好。考虑所见的革兰氏阳性球菌可能为耐药的金黄色葡萄球菌，遂将头孢呋辛改为夫西地酸钠静脉滴注，同时加用替硝唑抗厌氧菌治疗。患者用药4天，病情稍有好转，但仍不理想。教授查房分析，可能同时存在革兰氏阴性杆菌感染，建议停药再进行细菌培养。患者拒绝停药。于是，改用亚胺培南静脉滴注。用药3天后，患者的分泌物有增多的趋势。经反复向患者及家属分析解释病情，患者同意停药后再做细菌培养，并要求出院。5天后患者来复诊，笔者将患者直接带到检验科微生物室取材做细菌培养和涂片镜检。经涂片找到革兰氏阴性杆菌。2天后报告：检出嗜麦芽窄食假单胞菌，仅对复方磺胺甲噁唑、左氧氟沙星敏感。

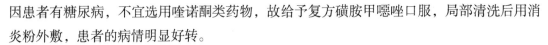

因患者有糖尿病，不宜选用喹诺酮类药物，故给予复方磺胺甲噁唑口服，局部清洗后用消炎粉外敷，患者的病情明显好转。

【分析与心得】

为何两次的细菌培养结果相差悬殊？细菌培养对标本取材的要求高，取材方法、部位和接种时间都会影响结果。很多细菌在体外的存活能力较差，如不及时接种就会死亡，从而造成假阴性。如果实行床边接种，则可极大地提高细菌培养的阳性率及准确性。在本案例中，住院患者做细菌培养的流程为：取材—服务中心将标本送至检验科—接种培养。考虑到取材时正值中午，取材后服务中心约1小时后才取走标本，是否马上送到检验科以及标本是否及时接种均不得而知。首次涂片镜检所报告的少量革兰氏阳性球菌为污染菌或定植菌。

嗜麦芽窄食假单胞菌是一种需氧革兰氏阴性杆菌，属于机会致病菌，常表现为多重耐药，其对碳青霉烯类药物天然耐药，对复方磺胺甲噁唑及喹诺酮类药物的耐药率较低，经验用药可能会耽误病情。停药复查，虽然患者不容易接受，但医务人员仍有义务向患者耐心做出解释，告知其明确的病原学检查结果对于合理用药及疾病恢复的重要性。

（二）联合药敏试验——治疗多重耐药细菌感染的好帮手

【案例经过】

患者，男性，69岁，入院前3天受凉后出现发热，体温最高达40℃，伴有反复呕吐，呈喷射状，多发生于进食或喝水后，初为胃内容物，后为淡黄色液体，伴有全身乏力，肌肉酸痛，无咳嗽、咳痰。自服退烧药后无明显好转，来我院就诊。入院体检：体温39.2℃，血压160/80mmHg，血常规：白细胞10.9×10^9/L，中性粒细胞比例88%。予以头孢哌酮/舒巴坦抗感染及退热对症治疗，患者的体温有所下降。

2天后，患者开始出现神志不清，伴有言语不清，无法认出家属，仍有发热且出现寒战，体温39.2℃，血压160/80mmHg。再查血常规：白细胞10.6×10^9/L，中性粒细胞比例91%。胸部CT显示：两下肺感染，右侧胸腔有少量的积液。头颅CT显示：两侧脑室旁白质密度减低。考虑老年性脑改变，脑梗死待排除。痰细菌培养为铜绿假单胞菌。体外药敏试验结果显示，除左氧氟沙星、头孢哌酮/舒巴坦为中介，其余均耐药。拟诊"肺部感染、脑梗死"，予以抗感染、改善脑循环、脑保护等对症治疗。选用何种抗感染药物？临床医生有点为难。根据体外药敏试验结果，此菌无敏感药物，为多重耐药，单一抗感染药物治疗的效果不佳，考虑联合用药，那么应该选择哪类药物呢？

临床医生及时与微生物室医生联系，微生物室医生根据临床要求，依据单一药物体外药敏结果选择了莫西沙星与头孢哌酮/舒巴坦进行体外联合药敏试验，结果显示为相加作用。患者联合用药后的病情逐渐得到缓解，数天后体温基本恢复正常。

【分析与心得】

体外联合药敏试验的目的在于：治疗混合性、多重耐药菌、泛耐药菌的感染；预防或推迟细菌耐药性的发生；联合用药可减少药物剂量以免达到毒性剂量；联合用药比单一用药时的效果更好。

体外联合药敏试验可出现四种结果：①无关作用——两种药物联合作用的活性等于其单独活性；②拮抗作用——两种药物联合作用显著低于单独抗菌活性；③相加作用——两种药物联合作用时的活性等于单独抗菌活性之和；④协同作用——两种药物联合作用显著大于其单独作用的总和。

此案例中遇到的是多重耐药的铜绿假单胞菌。近年来，铜绿假单胞菌已成为医院感染的重要致病菌，特别是在重症监护病房，其感染的病例不断增加，并且对抗菌药物的敏感性日趋下降，使铜绿假单胞菌所致感染的治疗更加困难。由于铜绿假单胞菌本身对多种抗菌药物耐药，临床治疗陷入困境，而抗菌药物联合用药便成为首选的治疗方案。联合药敏试验结果以获得药物协同作用为最佳。然而，医生只是凭经验根据抗菌药物作用机制进行用药，多缺乏实验室的数据。目前，许多临床微生物实验室已开展了联合药敏试验，给临床医生联合用药提供一部分的主要参数以协助临床选择抗菌药物组合。

➕ 思考题

1.请思考：微生物实验室常见标本的采集方法及注意事项有哪些？

2.请思考：如何进行常规药敏试验结果的解读？

➕ 参考文献

1.刘运德，楼永良，王辉，等. 临床微生物学检验技术. 北京：人民卫生出版社，2015.

2.王辉，宁永忠，陈宏斌，等. 常见细菌药物敏感性试验报告规范中国专家共识.中华检验医学杂志，2016，39（1）：18-22.

3.张曼，徐英春，王瑶，等. 临床微生物检验诊断报告模式专家共识.中华医学杂志，2016，96（12）：937-939.

4.王辉，马筱玲，宁永忠，等. 细菌与真菌涂片镜检和培养结果报告规范专家共识.中华检验医学杂志，2017，40（1）：17-30.

5.童庆民. 检验与临床的沟通案例分析200例. 北京：人民卫生出版社，2011.

第四节　抗微生物药物的分类

● 编写：吕　昕

课程视频
二维码

　　抗微生物药物（anti-microbial drugs）指的是具有杀灭或抑制病原微生物的生长和繁殖，用于预防和治疗由病原微生物引起的感染性疾病的药物。这类药物包括消毒防腐药及临床治疗用抗微生物药物。前者包括酚类、醇类、醛类、酸类、卤素类、氧化剂、染料类、重金属化合物、表面活性剂以及其他如环氧乙烷等，可作为体表、器械、排泄物和周围环境的消毒剂，以消灭病源，防止病原菌传播。后者包括临床广泛应用于抗感染的抗细菌类药物、抗真菌类药物、抗病毒类药物等。本节主要对临床治疗用抗微生物药物进行阐述。

　　抗微生物药物的分类方法很多，包括：按来源分类，按抗微生物作用分类，按作用机制分类，按体外抗菌作用效果分类，按药代动力学/药效学分类，按分级管理分类，按化学结构分类等。对于不同的分类方法，每一类别的药物既有共性又有各自的特性。

一、按来源分类

　　根据来源不同，抗微生物药物可分为抗生素与合成抗菌药物。抗生素是微生物的代谢产物，是由细菌、真菌和放线菌属在存活过程中所产生的具有抗其他微生物作用的活性代谢产物。合成抗菌药物是用化学合成方法制成的抗菌药物，如磺胺类、喹诺酮类、硝基咪唑等。

二、按抗微生物作用分类

（一）抗细菌类药物

　　抗细菌类药物指对细菌有杀灭或抑制作用的药物，根据化学结构不同，主要分为 β-内酰胺类、大环内酯类、氨基糖苷类、喹诺酮类、磺胺类、多肽类等。

　　β-内酰胺类指化学结构式中含有 β-内酰胺环的一大类抗菌药物，其分子侧链的改变形式多样，因而临床药理学特性与抗菌谱各不相同，主要包括青霉素类，头孢菌素类，非典型 β-内酰胺类（碳青霉烯类、头霉素类、单环内酰胺类等）。其中，头孢菌素类的应用最广，其抗菌谱、抗菌活性、对 β-内酰胺酶的稳定性以及肾毒性各有不同。第一代头孢菌素主要作用于需氧革兰氏阳性球菌，代表药物有头孢拉定、头孢唑林、头孢氨苄等。第二代头孢菌素对革兰氏阳性球菌的活性与第一代头孢菌素相仿或略差，但对大肠埃希菌、肺炎克雷伯菌、奇异变形菌等革兰氏阴性杆菌作用较强，代表药物有头孢克洛、头孢呋辛、头孢丙烯、头孢替安等。第三代头孢菌素对肠杆菌科细菌等革兰氏阴性杆菌具有强大的抗菌作用，对革兰氏阳性菌的活性低于第一代、第二代，代表药物有头孢曲松、头孢他啶、头孢哌酮等。第四代头孢菌素对肠杆菌科细菌作用与第三代头孢菌素大致相仿，对革兰氏阳性球菌的作用较第三代头孢菌素略强，代表药物有头孢吡肟、头孢比罗等。第五代头孢菌素具有广谱抗菌活性，尤其对 MRSA 和多重耐药的肺炎链球菌等有活性，对革兰氏阴性菌，如铜绿假单胞菌等的抗菌活性较弱，代表药物有头孢罗膦、头孢吡普等。非典型 β-内酰胺类对多数 β-内酰胺酶高度稳定，在临床中应用广泛。其中，碳青霉烯类抗菌谱广，对各种革兰氏阳性球菌、革兰氏阴性杆菌和多数厌氧菌具有强大的抗菌活性，常见的药物有亚胺培南、美罗培南、厄他培南等。

大环内酯类均具有大环内酯环基本结构。临床应用较多的品种有十四元环，如克拉霉素、罗红霉素等；十五元环，如阿奇霉素等；十六元环，如麦迪霉素等；十八元环，如非达霉素等。新大环内酯类对革兰氏阳性菌、厌氧菌、支原体及衣原体等具有抗菌活性。

氨基糖苷类均有一个氨基环醇环和一个或多个氨基糖分子的基本结构，包括天然氨基糖苷类，如链霉素、卡那霉素、妥布霉素、庆大霉素等；半合成氨基糖苷类，如阿米卡星、奈替米星等。氨基糖苷类的抗菌谱广，对肠杆菌科和葡萄球菌属细菌有良好的抗菌作用，具有抗菌药物后效应。

喹诺酮类是吡酮酸类化学合成抗菌药。氟喹诺酮类对常用抗菌药耐药的革兰氏阴性菌、甲氧西林敏感葡萄球菌属、嗜肺军团菌、支原体属、衣原体属均具良好的抗菌作用。其中，左氧氟沙星、加替沙星、莫西沙星、吉米沙星对肺炎链球菌等呼吸道感染常见的病原菌，对肺炎支原体、肺炎衣原体等非典型病原菌都具有良好的抗微生物活性，也被称为"呼吸喹诺酮类"。

磺胺类属广谱抗菌药，对革兰氏阳性菌和革兰氏阴性菌均具有抗菌作用，体外对星形诺卡菌、恶性疟原虫和鼠弓形虫等微生物亦具活性。临床应用较多的为口服易吸收磺胺药，包括磺胺甲噁唑、磺胺嘧啶及复方磺胺甲噁唑等。

多肽类是具有多肽结构特征的一类抗菌药物。其中，糖肽类的化学结构具有相似的糖和肽链，对革兰氏阳性细菌均有活性，对革兰氏阴性菌无抗菌活性。临床上应用的有万古霉素、去甲万古霉素和替考拉宁等。多黏菌素类从芽孢杆菌分离获得，对需氧革兰氏阴性杆菌（如铜绿假单胞菌）的作用强，多重耐药铜绿假单胞菌、鲍曼不动杆菌和产碳青霉烯酶的肠杆菌科细菌等对多黏菌素类药物的耐药率低，其为多重耐药革兰氏阴性菌感染治疗的选用药物之一。

（二）抗病毒类药物

抗病毒类药物是一类抑制病毒繁殖、缓和病情的药物，包括抗疱疹病毒药物、抗肝炎病毒药物、抗流感病毒药物、其他抗病毒药物等。

抗疱疹病毒药物的常见药物为核苷酸类反转录酶抑制剂，其模拟核苷成分与病毒DNA聚合酶竞争性结合，抑制病毒DNA的复制和转录。代表药物主要有阿昔洛韦、更昔洛韦以及阿糖胞苷、膦甲酸钠等。

抗肝炎病毒药物主要包括干扰素α和核苷类药物。干扰素α具有广谱抗病毒活性，是最早用于临床的抗肝炎病毒药，能抑制多种致癌性DNA病毒和RNA病毒，可用于多种病毒性感染，如乙型、丙型病毒性肝炎，严重的疱疹、巨细胞病毒感染等，但以治疗病毒性肝炎在临床应用最为普遍。核苷类药物是治疗乙型病毒性肝炎的最常用的一类药物，适用于肝功能处于代偿期、病毒复制明显的患者，代表药物有拉米夫定、阿德福韦酯、恩替卡韦等。

抗流感病毒药物主要包括M蛋白离子通道抑制剂和神经氨酸酶抑制剂，已有多种药物被用于临床。其中，M蛋白离子通道抑制剂能特异性地抑制甲型流感病毒复制，干扰病毒进入细胞，阻止病毒脱壳及其核酸的释出，对于乙型流感病毒无作用。代表药物有金刚烷胺、金刚乙胺等。神经氨酸酶抑制剂能选择性地抑制呼吸道病毒表面NA的活性，有效地阻断流感病毒感染、复制和传播的过程，对甲型、乙型流感病毒有抑制活性。代表药物有奥司他韦、扎那米韦、帕拉米韦等。

抗新型冠状病毒的小分子抗病毒药物适用于发病5天以内的轻型和普通型且伴有进展为重型高风险因素的成人和青少年（12~17岁，体重≥40kg）。靶向Mpro（主蛋白酶）的代表药物有奈玛特韦/利托那韦、先诺特韦/利托那韦、恩司特韦和来瑞特韦等。靶向RdRp（RNA依赖RNA聚合酶）代表药物有瑞德西韦、氢溴酸氘瑞米德韦和莫诺拉韦等。

（三）抗真菌类药物

抗真菌类药物指具有抑制或杀灭致病真菌的药物，用于治疗真菌感染性疾病，包括多烯类、吡咯类、棘白菌素类、丙烯胺类等。

多烯类通过与敏感真菌细胞膜上的甾醇相结合，引起细胞膜的通透性改变，导致细胞内重要物质渗漏，而使真菌细胞死亡。其适用于下列真菌所致的侵袭性真菌感染的治疗，如隐球菌病、播散性念珠菌病、球孢子菌病、组织胞浆菌病、毛霉病及曲霉病等，还可作为美洲利什曼原虫病的替代治疗药物。代表药物有两性霉素B、两性霉素B含脂制剂等。

吡咯类包括咪唑类和三唑类，通过抑制真菌中细胞色素P-450介导的14a-固醇去甲基化，从而抑制真菌细胞膜主要成分麦角固醇的生物合成，损伤真菌细胞膜而发挥作用。该药物具有广谱抗真菌作用，对深部及浅部真菌病的病原真菌均具有抗菌活性。咪唑类代表药物有咪康唑、克霉唑等，三唑类有氟康唑、伊曲康唑、伏立康唑和泊沙康唑等。氟康唑对念珠菌属中的白念珠菌、热带念珠菌和近平滑念珠菌具有抗菌作用，光滑念珠菌对本品呈剂量依赖性敏感，克柔念珠菌通常耐药，曲霉属对本品耐药。伏立康唑对黄曲霉、烟曲霉、土曲霉、黑曲霉等具有杀菌作用，用于治疗侵袭性曲霉病。泊沙康唑是第二代三唑类抗真菌药，对毛霉属、根霉属等接合菌具有抗菌活性。

棘白菌素类能抑制许多丝状真菌和念珠菌细胞壁成分 β-（1，3）-D-葡聚糖的合成，使真菌细胞溶解。该类药物对烟曲霉、黄曲霉、土曲霉和黑曲霉具良好的抗菌活性，对白念珠菌等多数念珠菌属具有高度的抗真菌活性，但对近平滑念珠菌的作用相对较弱。新型隐球菌对本品天然耐药。代表药物有卡泊芬净、米卡芬净、阿尼芬净等。

丙烯胺类能特异地干扰真菌固醇的早期生物合成，对须发癣菌、深红色发癣菌、白念珠菌、絮状表皮癣菌、短尾帚霉具有抗菌活性，主要用于皮肤癣菌所致的手指及足趾甲癣。代表药物有特比萘芬等。

三、按药代动力学/药效学分类

根据药代动力学/药效学特征可将抗菌药物分为浓度依赖性抗菌药物与时间依赖性抗菌药物。

（一）浓度依赖性抗菌药物

浓度依赖性抗菌药物（concentration dependent antibacterials）指药物的疗效与C_{max}（峰浓度）有关，即药物的抗菌活性随着药物浓度的增大而增大。治疗的关键是在保证日剂量不变的情况下，提高药物的峰浓度。评价参数包括C_{max}/MIC（氨基糖苷类）与AUC[①]24h/MIC（氟喹诺酮类）。常用的浓度依赖性抗菌药物有氨基糖苷类、氟喹诺酮类、酮内酯类、两性霉素B等。当然，在临床应用中除了要考虑药物的药效特征以外，还要考虑药物的不良反应特征。氨基糖苷类药效为浓度依赖，而不良反应为时间依赖，因此在安全剂量的范围内，减少给药次数有利于提高峰浓度、降低谷浓度，从而提高疗效，减少不良反应的发生。而氟喹诺酮类药效与不良反应均为浓度依赖性，因此，在提高剂量时要注意不良反应的发生，特别是老年人和有神经疾病的患者。

（二）时间依赖性抗菌药物

时间依赖性抗菌药物（time dependent antibacterials）指药物的疗效与浓度大于最低抑菌浓度（minimum inhibitoryconcentration，MIC）的时间有关。对于这类药物，当其浓度

---

① AUC：血药浓度时间曲线下面积，area under concentration-time curve。

达到一定的程度以后，再增加剂量，其抗菌疗效不再增加。如β-内酰胺类，当其浓度达到MIC的4~5倍时，杀菌效果最佳，再增加血药浓度，杀菌效果则不再增加。因此，对于时间依赖性抗菌药物，治疗的关键是浓度大于MIC的时间。通常T/t（给药间隔）为40%~60%，能够获得较好的疗效。因此，对于这类抗菌药物，如果T/t短，而又无显著的抗菌药物后效应（postantibiotic effect，PAE），应将日剂量分次给药，确保其在给药间隔内能有40%~60%的时间里药物的血药浓度大于MIC。

表2-4-1为抗菌药物按药代动力学/药效学分类。

表2-4-1　抗菌药物按药代动力学/药效学分类

分类	药代动力学/药效学参数	药物
时间依赖性（短PAE）	%T/MIC	青霉素类、头孢菌素类、克林霉素、氨曲南、碳青霉烯类、大环内酯类、噁唑烷酮类、氟胞嘧啶
时间依赖性（长PAE）	AUC24h/MIC	链阳霉素、四环素类、万古霉素、替考拉宁、氟康唑、阿奇霉素
浓度依赖性（长PAE）	C_{max}/MIC	氨基糖苷类、氟喹诺酮类、甲硝唑、两性霉素B

四、按分级管理分类

根据《抗菌药物临床应用指导原则》中的规定，抗菌药物临床应用的分级管理是抗菌药物管理的核心策略，有助于减少抗菌药物的过度使用，降低抗菌药物的选择性压力，延缓细菌耐药性的上升趋势。各医疗机构应结合本机构的实际，根据抗菌药物的特点、临床疗效、细菌耐药、不良反应以及当地的社会经济状况、药品价格等因素，将抗菌药物按照"非限制使用级""限制使用级"和"特殊使用级"进行分级管理。各级、各类医疗机构应结合本机构的情况，根据省级卫生计生行政主管部门制定的抗菌药物分级管理目录，制定本机构抗菌药物的供应目录，并向核发其医疗机构执业许可证的卫生行政主管部门备案。

根据感染部位、严重程度、致病菌种类以及细菌耐药的情况、患者的病理生理特点、药物价格等因素综合考虑，对轻度与局部感染患者应首先选用非限制使用级抗菌药物进行治疗；严重感染、免疫功能低下者合并感染或病原菌只对限制使用级或特殊使用级抗菌药物敏感时，可选用限制使用级或特殊使用级抗菌药物治疗。临床应用特殊使用级抗菌药物时，应当严格掌握用药指征，应从严控制，不得在门诊使用。

（一）非限制使用级

非限制使用级抗菌药物为经长期临床应用证明安全、有效，对病原菌的耐药性的影响较小，价格相对较低的抗菌药物，应是已列入基本药物目录，为《国家处方集》和《国家基本医疗保险、工伤保险和生育保险药品目录》收录的抗菌药物品种。

（二）限制使用级

限制使用级抗菌药物为经长期临床应用证明安全、有效，对病原菌的耐药性的影响较大，或者价格相对较高的抗菌药物。

（三）特殊使用级

特殊使用级抗菌药物为具有明显或者严重的不良反应，不宜随意使用；抗菌作用较强、抗菌谱广，经常或过度使用会使病原菌过快产生耐药；疗效、安全性方面的临床资料较少，不优于现用药物；新上市，在适应证、疗效或安全性方面尚需进一步考证、价格昂贵的抗菌药物。

思考题

1. 请思考：根据化学结构的不同，抗细菌类药物如何进行分类？
2. 请思考：浓度依赖性药物与时间依赖性药物的区别是什么？代表药物有哪些？

参考文献

1.《抗菌药物临床应用指导原则》修订工作组.抗菌药物临床应用指导原则（2015年版）.北京：人民卫生出版社，2015.

2.汪复，张婴元.实用抗感染治疗学.3版.北京：人民卫生出版社，2020.

3.孙淑娟.感染性疾病治疗药物处方集.北京：人民卫生出版社，2020.

4.（美）DAVID N，GILBERT.热病:桑德福抗微生物治疗指南：第50版.范洪伟，译.北京：中国协和医科大学出版社，2021.

第五节 抗菌药物临床应用的指导原则

● 编写：吕　昕

课程视频
二维码

近年来，随着细菌耐药性增长，耐药菌引起感染的抗菌治疗面临新的挑战。了解和掌握抗微生物药物的特性，规范和合理用药，对于避免和减少不良反应的发生，提高感染性疾病的治愈率，降低病死率，延缓耐药菌的产生，减少医疗费用，均是至关重要的。本章节主要讲述抗细菌、真菌药物的临床应用原则。

临床上不合理使用抗菌药物的现象甚为常见，主要表现为下列几种情况：对抗菌药物的临床应用指征掌握不严，如用于病毒感染；抗菌药物的品种选择不恰当，选用对病原菌感染无效或抗菌作用不强的药物；药物剂量不足或过大；过早停药或感染已控制多日而不及时停药；产生耐药菌二重感染时未及时停用抗菌药或未改用其他对胃肠道菌群影响小的抗菌药物；给药途径或给药间隔时间不恰当；发生严重的毒性反应或过敏反应时仍继续用药；不适当的抗菌药物联合；过分依赖抗菌药物的防治作用而忽略必需的外科处理和综合治疗措施；无指征或指征不强的预防用药。

合理应用抗菌药物系指在明确的指征下，根据患者的感染部位、感染的严重程度和病原菌的种类选用适宜的抗菌药物，同时应参考药动学/药效学原理制定各类抗菌药物的合理给药方案。这包括适当的给药途径、剂量和疗程，最大限度地发挥抗菌药物的治疗和预防作用，以达到杀灭病原菌和/或控制感染的目的；同时，采用各种相应措施防止和减少各种不良反应的发生。本节将主要讨论临床应用抗菌药物的基本原则、抗菌药物的预防性应用、抗菌药物的治疗应用、抗菌药物的联合应用和相互作用、抗菌药物的投药法等。

一、抗菌药物应用的基本原则

（一）诊断为细菌性、真菌性或其他病原微生物感染者方有指征应用抗菌药物

根据患者的症状、体征、实验室检查或放射、超声等影像学检查的结果，初步诊断或确诊为细菌、真菌感染者有指征应用抗菌药物；由结核分枝杆菌、非结核分枝杆菌、支原体、衣原体、螺旋体、立克次氏体及部分原虫等病原微生物所致的感染亦有指征应用抗菌药物。缺乏细菌及上述病原微生物感染的临床或实验室证据，诊断不能成立者，以及病毒性感染者，均无应用抗菌药物的指征。

（二）尽早查明感染病原菌，根据病原菌的种类及药物敏感试验结果选用抗菌药物

抗菌药物品种的选用，原则上应根据病原菌的种类及病原菌对药物的敏感性，即细菌药物敏感试验（以下简称药敏试验）的结果而定。正确的病原学诊断是合理用抗菌药物的先决条件。对临床诊断为细菌性感染的患者，应在开始治疗前及时留取相应的合格标本（尤其血液等无菌部位标本）送病原学检测，以尽早明确病原菌和药敏结果，并据此调整抗菌药物的治疗方案。例如在给予抗菌药物前多次抽血送培养，可提高感染性心内膜炎、血流感染的病原菌的检出率。痰中杂菌多常混有唾液，很难确定何者为致病微生物，可清洁口腔，鼓励深咳嗽，气溶吸入高渗盐水等以获得较满意的痰标本，并作涂片处理，将合格的痰标本送培养。血流感染患者的皮疹，特别是瘀点的涂片中也有查见病原菌的机会，不可忽视。对某些感染，如引起肺部感染的不典型病原菌或真菌等也可采用血清学试验、PCR或二代测序技术等，有助于病原菌的诊断。

（三）根据感染特点，给予抗菌药物经验治疗

对于临床诊断为细菌性感染的患者，在未获知细菌培养及药敏结果前，或无法获取培养标本时，可根据患者的感染部位、基础疾病、发病情况、发病场所、既往抗菌药物的用药史及其治疗反应等推测可能的病原菌，并结合当地细菌耐药性的监测数据，先给予抗菌药物经验治疗。待获知病原学检测及药敏结果后，对疗效反应不佳者再予以调整抗菌治疗方案。

（四）按照药物的抗菌活性、药动学特性和药物不良反应选择用药

各种抗菌药物的作用机制、药效学和人体药代动力学的特点不同，抗感染药物选用时应结合药敏结果，获知后是否调整用药仍应以经验治疗后的临床效果为主要依据。临床医师应根据各种抗菌药物的药学特点，按临床适应证正确选择抗菌药物。药物各品种在适应证、抗菌活性、药动学、药效学、不良反应等方面存在着差异，即使是同类或同代药物之间也不宜彼此混用或换用。临床医生应定期对各种药物重新评价，了解细菌耐药性的变迁、新出现的不良反应、上市后监测等的详细情况，这对新上市的品种尤为重要。

（五）按照患者的生理、病理状态合理用药

肝肾功能减退、年老、新生儿、妊娠期、哺乳期的感染患者应用抗菌药物时，其体内过程会出现相应的改变，需按照其生理、病理特点合理用药。新生儿体内酶系发育不完全，血浆蛋白结合药物的能力较弱，肾小球滤过率较低，故按体重计算抗菌药物用量后，其血药浓度比年长儿童和成人高，消除半衰期也将延长。出生后30天内，新生儿的酶系、

肝肾功能不断发育而日臻完善，因此，宜按日龄调整剂量或给药间期。

老年人的血浆白蛋白减少是普遍现象，肝肾功能也随年龄增长而日趋减退，故采用同量的抗菌药物后其血药浓度较青壮年为高，消除半衰期也有所延长。故老年人应用抗菌药物，特别是肾毒性较强的氨基糖苷类等时，需根据肾功能情况给予调整，定期监测血药浓度，以确保用药安全。

孕妇的肝脏易遭受药物的损伤，宜避免采用四环素类（静脉滴注较大量尤易引起肝脂肪变性）和依托红霉素（无味红霉素，可导致谷丙转氨酶升高或胆汁淤积性黄疸）。氨基糖苷类可进入胎儿的循环中，孕妇应用后有损及胎儿听力的可能，故应慎用或避免使用庆大霉素、链霉素和阿米卡星等。许多药物可自乳汁分泌，因此，哺乳期患者需应用任何的抗菌药物时，均宜衡量对婴儿的影响，必要时暂停哺乳。

肾功能减退者应避免使用肾毒性抗菌药物，应用主要自肾排泄的药物时应减量应用。肝功能减退时，主要经肝脏代谢或清除的药物须避免或减量应用。

（六）对抗菌药物的应用要严加控制或尽量避免的情况

（1）抗感染药物的预防应用应有明确的指征，不适当的预防用药不仅徒劳无益，还可引起耐药菌的继发感染，并可引起药物的不良反应和经济损失。

（2）皮肤和黏膜等局部应用抗菌药物应尽量避免，因易引起耐药菌产生或变态反应。应避免将用于重症感染和多重耐药菌感染的全身用药供局部应用，应选用主要供局部应用的抗菌药物，如新霉素、杆菌肽、莫匹罗星、磺胺醋酰钠等。

（3）对于患者的原发疾病不能治愈或纠正者，或免疫缺陷者，预防用药应尽可能少用或不用；应密切观察病情，一旦出现感染征兆时，立即采集各种有关标本进行病原菌检查和药物敏感试验，并及早给予经验治疗。

（4）对普通感冒、麻疹、脊髓灰质炎、水痘等病毒性疾病患者，昏迷、休克、心力衰竭、免疫抑制剂应用等患者，预防用药既缺乏指征，也无效果，并易导致耐药菌感染，对上述患者通常不宜常规预防用抗菌药。

（5）联合应用抗菌药物必须有明确的指征，主要用于病原菌未查明的严重感染、单一抗菌药物不能控制的严重感染、免疫缺陷者伴发严重感染、多种细菌引起的混合感染、较长疗程用药细菌有可能产生耐药者。联合用药后毒性较强的药物的用量可以减少或可以获得协同作用等。

（七）选用适当的给药方案、剂量和疗程

抗菌药物的疗效取决于体内感染灶中的药物能否达到有效浓度，并清除其中的病原菌。药动学/药效学阐明了药物抗菌活性和血药浓度之间的动态变化，为制定有效抗菌药

物治疗方案，达到最佳临床和细菌学疗效提供了依据。

根据动物实验及临床研究，各类抗菌药在体内的杀菌模式大致可分为浓度依赖性和时间依赖性两类。属浓度依赖性的抗菌药有氨基糖苷类、氟喹诺酮类等。此类药物的杀菌活力在一定范围内随药物浓度的增高而增加，并具有较长的抗菌药物后效应。该类药物治疗细菌性感染时，除感染性心内膜炎等重症感染外，一日量可一次给药。时间依赖性抗菌药的杀菌活性与药物浓度超过对病原菌MIC维持时间的长短有关，属于此类者有β-内酰胺类、红霉素等大环内酯类和克林霉素等，时间依赖性抗菌药需每日多次给药。

抗菌药物的疗程一般宜持续应用至体温正常、症状消退后3~4天，如有局部病灶者须待局部病灶基本吸收后停药。如临床效果欠佳，急性感染在用药后48~72小时内应进一步评估是否调整用药。

（八）抗菌药物的联合应用指征

单一药物可有效治疗的感染不需联合用药，仅在下列情况时有指征联合用药。

（1）尚未查明病原菌的严重感染，包括免疫缺陷者的严重感染。

（2）单一抗菌药物不能控制的严重感染，需氧菌及厌氧菌混合感染，2种及2种以上微生物感染以及多重耐药菌或泛耐药菌感染。

（3）需长疗程治疗，但病原菌易对某些抗菌药物产生耐药性的感染，如某些侵袭性真菌病；或病原菌含有不同生长特点的菌群，需要应用不同抗菌机制的药物联合使用，如结核和非结核分枝杆菌。

（4）对于毒性较大的抗菌药物，联合用药时剂量可适当减少，但须有临床资料证明其同样有效。如两性霉素B与氟胞嘧啶联合治疗隐球菌脑膜炎时，前者的剂量可适当减少，以减少其毒性反应。

联合用药时宜选用具有协同或相加作用的药物联合，如青霉素类、头孢菌素类或其他β-内酰胺类与氨基糖苷类联合。联合用药通常采用2种药物联合，3种及3种以上药物联合仅适用于个别情况，如结核病的治疗。此外，必须注意联合用药后药物的不良反应亦可能增多。

（九）强调综合性治疗措施的重要性

在应用抗菌药物治疗病原微生物感染的过程中，必须充分认识到人体免疫功能的重要性，过分依赖抗菌药物的作用而忽视人体内在因素常是抗菌药物治疗失败的重要原因之一。因此，在应用抗菌药物的同时，必须尽快使人体的全身状况有所改善。各种综合性措施，如纠正水、电解质和酸碱平衡失调，改善微循环，补充血容量，输血、血浆、人血清白蛋白或氨基酸，处理基础疾病和局部病灶等，均不可忽视。

二、抗菌药物预防性应用的基本原则

抗菌药物的预防性应用涉及临床上的各科，因此，严格掌握预防应用的适应证，合理选用药物的剂量、疗程，对于降低高危患者的感染率以及提高外科手术患者的成功率无疑是至关重要的。

（一）非手术患者抗菌药物的预防性用药的基本原则

非手术患者抗菌药物的预防性用药的基本原则主要是预防特定病原菌所致的或特定人群可能发生的感染。

（1）用于尚无细菌感染征象但暴露于致病菌感染的高危人群。

（2）预防用药适应证和抗菌药物选择应基于循证医学证据。

（3）应针对1种或2种最可能的细菌的感染进行预防用药，不宜盲目地选用广谱抗菌药或多药联合来预防多种细菌多部位感染。

（4）应限于针对某一段特定时间内可能发生的感染，而非任何时间可能发生的感染。

（5）应积极纠正导致感染风险增加的原发疾病或基础状况。对于可以治愈或纠正者，预防用药的价值较大；对于原发疾病不能治愈或纠正者，药物预防的效果有限，应权衡利弊决定是否预防用药。

（6）以下情况原则上不应预防使用抗菌药物：普通感冒、麻疹、水痘等病毒性疾病，昏迷、休克、中毒、心力衰竭、肿瘤、应用肾上腺糖皮质激素等患者，留置导尿管、留置深静脉导管以及建立人工气道（包括气管插管或气管切口）患者。

（二）围术期患者抗菌药物的预防性用药的基本原则

围术期患者抗菌药物的预防性用药的基本原则主要是预防手术部位感染，包括浅表切口感染、深部切口感染和手术所涉及的器官/腔隙感染，但不包括与手术无直接关系的、术后可能发生的其他部位感染。围手术期抗菌药物的预防性用药，应根据手术切口的类别、手术创伤的程度、可能的污染细菌种类、手术持续时间、感染发生的机会和后果的严重程度、抗菌药物的预防效果、对细菌耐药性的影响等因素，综合考虑决定是否预防用抗菌药物。但抗菌药物的预防性应用并不能代替严格的消毒、灭菌技术和精细的无菌操作，也不能代替术中保温和血糖控制等其他的预防措施。

1. 不同手术的预防性用药

（1）清洁手术（Ⅰ类切口）。手术脏器为人体的无菌部位，局部无炎症、无损伤，也不涉及呼吸道、消化道、泌尿生殖道等人体与外界相通的器官。手术部位无污染，通常不需预防用抗菌药物。但在下列情况时可考虑预防用药：手术范围大、手术时间长、污染机会增加；手术涉及重要的脏器，一旦发生感染，将造成严重后果者，如头颅手术、心脏手术等；异物植入手术，如人工心瓣膜植入、永久性心脏起搏器放置、人工关节置换等；有感染的高危因素，如高龄、糖尿病、免疫功能低下（尤其是接受器官移植者）、营养不良等患者。

（2）清洁－污染手术（Ⅱ类切口）。上、下呼吸道，上、下消化道，泌尿生殖道手术，或经以上器官的手术，如经口咽部手术、胆道手术、子宫全切除术、经直肠前列腺手术，以及开放性骨折或创伤手术等。因手术部位存在大量的人体寄殖菌群，手术时可能污染手术部位而导致感染，故此类手术通常需预防用抗菌药物。

（3）污染手术（Ⅲ类切口）。造成手术部位严重污染的手术，包括：手术涉及急性炎症但未化脓的区域；胃肠道内容物有明显溢出的污染；新鲜开放性创伤但未经及时扩创；无菌技术有明显缺陷，如开胸、心脏按压者。此类手术需预防用抗菌药物。

（4）污秽－感染手术（Ⅳ类切口）。有失活组织的陈旧创伤手术；已有临床感染或脏器穿孔的手术。在手术前即已开始治疗性应用抗菌药物，术中、术后继续，此不属于预防应用范畴。

2. 抗菌药物的选择

（1）根据手术切口类别、可能的污染菌种类及其对抗菌药物的敏感性、药物能否在手术部位达到有效浓度等综合考虑。应尽量选择单一抗菌药物预防用药，避免不必要的联合使用。如心血管、头颈、胸腹壁、四肢软组织手术和骨科手术等经皮肤的手术，通常选择针对金黄色葡萄球菌的抗菌药物。对于结肠、直肠和盆腔手术，应选用针对肠道革兰氏阴性菌和脆弱拟杆菌等厌氧菌的抗菌药物。

（2）选用对可能的污染菌针对性强的，有充分的预防有效的循证医学证据的，安全的、使用方便的及价格适当的品种。有循证医学证据的第一代头孢菌素主要为头孢唑啉，第二代头孢菌素主要为头孢呋辛。头孢菌素过敏者，针对革兰氏阳性菌，可用万古霉素、去甲万古霉素、克林霉素；针对革兰氏阴性杆菌，可用氨曲南、磷霉素或氨基糖苷类。

（3）对某些手术部位感染会引起严重后果者，如心脏人工瓣膜置换术、人工关节置换术等，若术前发现有耐甲氧西林金黄色葡萄球菌定植的可能或者该机构的耐甲氧西林金黄色葡萄球菌的发生率高，可选用万古霉素、去甲万古霉素来预防感染，但应严格控制用药的持续时间。

（4）不应随意选用广谱抗菌药物作为围手术期预防用药。鉴于国内大肠埃希菌对氟喹诺酮类药物的耐药率高，应严格控制氟喹诺酮类药物作为外科围手术期的预防用药。

3. 给药方案

（1）给药方法。给药途径大部分为静脉输注，仅有少数为口服给药。静脉输注应在皮肤、黏膜切开前0.5~1.0小时内或麻醉开始时给药，在输注完毕后开始手术，保证手术部位暴露时局部组织中的抗菌药物已达到足以杀灭手术过程中沾染细菌的药物浓度。万古霉素或氟喹诺酮类等由于需输注较长的时间，应在手术前1~2小时开始给药。

（2）预防用药的维持时间。抗菌药物的有效覆盖时间应包括整个手术过程。对于手术时间较短（＜2小时）的清洁手术，在术前给药一次即可。如手术时间超过3小时或超过所用药物半衰期的2倍以上，或成人出血量超过1500mL，术中应追加1次。清洁手术的预防用药时间不超过24小时，心脏手术可视情况延长至48小时。清洁-污染手术和污染手术的预防用药时间亦为24小时，污染手术必要时延长至48小时。过度延长用药时间并不能进一步提高预防效果，且预防用药时间超过48小时，耐药菌感染的机会增加。

（三）侵入性诊疗操作患者的抗菌药物的预防应用

随着放射介入和内镜诊疗等微创技术的快速发展与普及，我国亟待规范诊疗操作患者的抗菌药物的预防应用。根据现有的循证医学证据、国际有关指南推荐和国内专家的意见，对部分常见的特殊诊疗操作的预防用药提出了建议，见表2-5-1。

表2-5-1　特殊诊疗操作抗菌药物预防应用的建议

诊疗操作名称	预防用药建议	推荐药物
血管（包括冠状动脉）造影术、成形术、支架植入术及导管内溶栓术	不推荐常规预防用药。对于7天内再次行血管介入手术者、需要留置导管或导管鞘超过24小时者，则应预防用药	第一代头孢菌素
主动脉内支架植入术	高危患者建议使用1次	第一代头孢菌素
下腔静脉滤器植入术	不推荐预防用药	
先天性心脏病封堵术	建议使用1次	第一代头孢菌素
心脏射频消融术	建议使用1次	第一代头孢菌素
血管畸形、动脉瘤、血管栓塞术	通常不推荐，除非存在皮肤坏死	第一代头孢菌素
脾动脉、肾动脉栓塞术	建议使用，用药时间不超过24小时	第一代头孢菌素
肝动脉化疗栓塞（transcatheter arterial chemoembolization，TACE）	建议使用，用药时间不超过24小时	第一代、第二代头孢菌素 ± 甲硝唑
肾、肺或其他（除肝外）肿瘤化疗栓塞	不推荐预防用药	
子宫肌瘤-子宫动脉栓塞术	不推荐预防用药	
食管静脉曲张硬化治疗	建议使用，用药时间不超过24小时	第一代、第二代头孢菌素，头孢菌素过敏患者可考虑氟喹诺酮类

续表

诊疗操作名称	预防用药建议	推荐药物
经颈静脉肝内门腔静脉分流术（transjugular intrahepatic portosystemic shunt，TIPS）	建议使用，用药时间不超过 24 小时	氨苄西林 / 舒巴坦或阿莫西林 / 克拉维酸
肿瘤的物理消融术（包括射频、微波和冷冻等）	不推荐预防用药	
经皮椎间盘摘除术及臭氧、激光消融术	建议使用	第一代、第二代头孢菌素
经内镜逆行胰胆管造影（endoscopic retrograde cholangio pancreato-graphy，ERCP）	建议使用 1 次	第二代头孢菌素或头孢曲松
经皮肝穿刺胆道引流或支架植入术	建议使用	第一代、第二代头孢菌素，或头霉素类
内镜黏膜下剥离术（endoscopic submucosal dissection，ESD）	一般不推荐预防用药；如为感染高危切除（大面积切除，术中穿孔等），建议用药时间不超过 24 小时	第一代、第二代头孢菌素
经皮内镜胃造瘘置管	建议使用，用药时间不超过 24 小时	第一代、第二代头孢菌素
输尿管镜和膀胱镜检查，尿动力学检查；震波碎石术	术前尿液检查无菌者，通常不需预防用药。但对于高龄、免疫缺陷状态、存在解剖异常等高危因素者，可予以预防用药	氟喹诺酮类，或 SMZ/TMP，或第一、第二代头孢菌素，或氨基糖苷类
腹膜透析管植入术	建议使用 1 次	第一代头孢菌素
隧道式血管导管或药盒置入术	不推荐预防用药	
淋巴管造影术	建议使用 1 次	第一代头孢菌素

注：1）操作前半小时静脉给药；2）手术部位感染预防用药有循证医学证据的第一代头孢菌素主要为头孢唑啉，第二代头孢菌素主要为头孢呋辛；3）我国的大肠埃希菌对氟喹诺酮类的耐药率高，应严加限制它的预防应用。

🛡 思考题

1.请思考：抗菌药物的联合应用指征有哪些？

2.请思考：围手术期预防性抗菌药物应用的基本原则有哪些？

🛡 参考文献

1.《抗菌药物临床应用指导原则》修订工作组.抗菌药物临床应用指导原则（2015年版）.北京：人民卫生出版社，2015.

2.汪复，张婴元.实用抗感染治疗学.3版.北京：人民卫生出版社，2020.

第三章　标准预防

课程视频
二维码

第一节　标准预防的措施

◉ 编写：千铁儿

　　标准预防（standard prevention）是医疗机构中各相关主体自觉、有效、规范地执行感控标准预防的措施的规范性要求。医疗机构应当加强资源配置与经费投入，以保障感控标准预防的措施的落实；不得以控制成本和支出为由，挤占、削减费用，影响标准预防的措施的落实。

一、定　义

　　标准预防是针对医疗机构内所有患者和医务人员采取的预防感染，是一种普遍预防。患者的血液、体液、分泌物、排泄物、非完整的皮肤和黏膜均可能含有感染性因子，接触上述物质时必须采取防护措施。标准预防实施的是双向防护，既保护医务人员，又保护患者。感染性疾病具有潜伏期、窗口期和隐匿性感染的特点，因此，不应只在疾病明确诊断后才采取感染防护的措施，而应覆盖诊疗活动的全过程。

二、标准预防的措施

　　标准预防的措施包括手卫生，根据预期可能发生的暴露风险，正确使用个人防护用品（口罩、手套、护目镜/防护面屏、隔离衣、防护服等），呼吸咳嗽礼仪（保持安全的社交距离），清洁、消毒环境，对医疗器械/物品清洁、消毒和/或灭菌，安置患者，安全注射，医疗废物管理等，也包括采取恰当的措施处理患者环境中被污染的物品与医疗器械。

（一）手卫生

　　医务人员的手直接或间接接触患者，是感染传播的重要环节。手卫生是标准预防的措施中的重中之重。手卫生措施包括流动水洗手、卫生手消毒和外科手消毒。当双手无明显的污染物时，宜使用含有乙醇成分的速干手消毒剂。当有肉眼可见的污染物时或接触传染病患者及其被污染的环境、物品后，或可能接触艰难梭菌、肠道病毒等对乙醇成分的速干手消毒剂不敏感的病原微生物时，应使用洗手液在流动水下洗手。戴手套不能代替手卫生，摘手套后应进行手卫生。在日常工作中应严格按照"二前三后"5个手卫生时机来采取手卫生的措施。具体见第三章第二节。

（二）个人防护

医务人员根据暴露的风险选择正确的防护用品，确保防护到位，具体见第四章第一节。

（三）呼吸咳嗽礼仪

呼吸咳嗽礼仪宣教视频二维码

呼吸咳嗽礼仪的目的在于预防呼吸道传染性疾病的传播。呼吸咳嗽礼仪的措施包括：当咳嗽或打喷嚏时，佩戴合格的医用口罩，或用纸巾捂住口鼻部，或用衣服袖管的内侧遮掩住口鼻部；将使用过的口罩、纸巾丢入垃圾桶，并及时进行手卫生；与人交谈时尽量保持1m以上的距离，防止病原菌随着口沫飞溅。

（四）清洁、消毒环境

清洁、消毒环境是医疗机构及其工作人员对诊疗区域的空气、环境和物体（包括诊疗器械、医疗设备、床单元等）表面环境以及地面等实施清洁、消毒，以防范环境相关感染的发生和传播的规范性要求。具体见第五章第二节。

（五）对医疗器械/物品清洁、消毒和/或灭菌

对医疗器械/物品清洁、消毒和/或灭菌是医疗机构对临床使用的诊疗器械和物品正确地实施清洁、消毒和/或灭菌处置的规范性要求。具体见第五章第一节。

（六）安置患者

安置患者是医疗机构及医务人员针对诊疗过程中出现或者可能出现的感染传播的风险，依法、规范地设立有效屏障的规范性要求。隔离对象分为两类：一类是具有明确或可能具有感染传播能力的人员，按照感染源进行隔离；另一类是具有获得感染可能的高风险目标人员，按照保护性隔离进行隔离。隔离屏障包括物理屏障和行为屏障。物理屏障以实现空间分隔为基本手段，行为屏障以规范诊疗活动和实施标准预防为重点。不同传播途径的隔离具体见第三章第三节。

（七）安全注射

安全注射是医务人员在诊疗活动中，为有效防范因注射导致的感染风险所采取的，对接受注射者无害、使实施注射操作的医务人员不暴露于可避免的风险中，以及注射后医疗废物不对环境和他人造成危害的临床注射活动的规范性要求。

1.环境管理

严禁在非清洁区域进行注射准备和注射工作。

2.注射器具管理

注射前查看注射器是否在有效期内，有无漏气，包装是否完整；一次性使用的输液器、注射器等不能重复使用，确保一人一针一管一用一抛弃。

3.药物管理

注射前检查有效期，有无悬浮物等，外包装是否完整；各种药液宜现配现用；推荐小剂量规格单剂量用药，不应使用大剂量规格在不同患者间拼瓶用药。对于治疗室自行配置的药液、抽出的无菌液体，须注明开启日期和时间，放置时间不超过2小时。启封抽吸的各种溶媒的保存时间不超过24小时。使用同一溶媒配制不同的药液时，必须每次更换未启封的一次性使用的无菌注射器和针头来抽取溶媒。

4.消毒物品管理

一次性物品（棉球、纱布等）和皮肤消毒产品一经打开，需要标注开启效期，一次性物品开启后24小时内使用，对于消毒产品在开启效期参照产品说明书执行。

5.无菌操作

治疗室、静配中心的环境符合要求，医务人员严格执行手卫生，佩戴帽子和医用外科口罩，规范进行皮肤消毒，皮肤消毒后不应再用未消毒的手指触摸穿刺点。

6.锐器伤防护

禁止双手回套针帽；禁止徒手分离针头；禁止手持注射器随意走动；有条件时使用安全型注射器；发生锐器伤后应规范处置。

7.医疗废物处置

锐器被使用后应立即被放入锐器盒内，严禁二次分拣和集中处置；锐器盒达到3/4满时应及时关闭；对所有可能产生锐器的场所，应配备锐器盒，方便使用。

（八）医用织物管理

医用织物只是医院内可重复使用的纺织品，包括患者使用的衣物、床单、被套；工作人员使用的工作服、手术衣；病床隔帘、窗帘以及清洁环境时使用的抹布、地巾等。在对使用后的医用织物实施分类收集、密闭转运、分拣、洗涤消毒、整理、储存（应洁污分明），顺行通过，不应逆行。

（九）医疗废物管理

具体见第十章第一节。

思考题

1.请思考：标准预防的意义是什么？

2.请思考：标准预防的措施有哪些？

参考文献

1.胡必杰，高晓东，韩玲样，等.医院感染预防与控制标准操作规程.2版.上海：上海科学技术出版社，2019.

2.医务人员手卫生规范WS/T 313-2019.[2023-07-07].http://www.nhc.gov.cn/fzs/s7852d/201912/70857a48398847258ed474ccd563caec.shtml.

课程视频
二维码

第二节　手卫生

◉ 编写：王敏芳　干铁儿　黄敬敬

一、概　述

手卫生（hand hygiene）为医务人员在从事职业活动过程中的洗手、卫生手消毒和外科手消毒的总称。它是控制医院感染最简单、最有效、最方便、最经济的方法。本节课将围绕手卫生在医院感染控制中的重要性，手卫生的方法、指征和实施策略展开讲解。清洁的双手是医院最美的风景，清洁的双手拯救生命！每一位医学生要从学生时代起就树立正确执行手卫生的理念。

（一）洗　手

洗手是医务人员用流动水和洗手液揉搓冲洗双手，去除手部皮肤的污垢、碎屑和部分微生物的过程。

（二）卫生手消毒

卫生手消毒是医务人员用手消毒剂揉搓双手，以减少手部暂居菌的过程。

（三）外科手消毒

外科手消毒是外科手术前医护人员用流动水和洗手液揉搓冲洗双手、前臂至上臂下1/3，再用手消毒剂清除或者杀灭手部、前臂至上臂下1/3暂居菌和减少常居菌的过程。

（四）手卫生设施

手卫生设施是用于洗手与手消毒的设施设备，包括洗手池、水龙头、流动水、洗手液、干手用品、手消毒剂等。

二、手卫生设施

在医疗区域的适宜位置设置流动水洗手和卫生手消毒设施，方便医务人员使用。水池的大小、高度适宜，能防止冲洗水溅出，池面光滑无死角且易于清洁。对洗手设施配备洗手液、擦手纸、洗手流程的说明图。感染高风险部门（重症监护室、手术室、产房、导管室、洁净层流病区、新生儿室、母婴同室、血液透析中心、感染性疾病科、口腔科、消毒供应中心、检验科、内镜中心等），以及治疗室、换药室、注射室，配备非手触式水龙头。医院在改建、扩建时，所有的诊疗区域宜配备非手触式水龙头。外科手卫生设施在满足上述要求外，还须符合以下要求：配备清洁指甲的用品；手消毒剂的出液器采用非手触式；配备计时装置、外科手卫生流程图；手术室的洗手池及水龙头的数量应根据手术间的数量合理设置，每2~4间手术间宜独立设置1个洗手池，水龙头的数量不少于手术间的数量。

三、洗手与手消毒方法

（一）洗手方法

洗手的方法有六步或七步洗手法。七步洗手法比六步洗手法多了揉搓手腕的步骤，其余都一样。本书采用的是七步洗手法。

七步洗手法的顺序没有要求，但为了便于记忆，我们可以使用"内外夹弓大立腕"七字口诀。内：掌心相对，手指并拢，相互揉搓；外：手心对手背沿指缝相互揉搓，交换进行；夹：掌心相对，双手交叉指缝相互揉搓；

如何七步洗手的视频二维码

弓：弯曲手指，使关节在另一手掌心旋转揉搓，交换进行；大：右手握左手大拇指旋转揉搓，交换进行；立：将5个手指尖并拢放在另一手掌心旋转揉搓，交换进行；腕：揉搓手腕，交换进行。

洗手方法：见图3-2-1、图3-2-2。

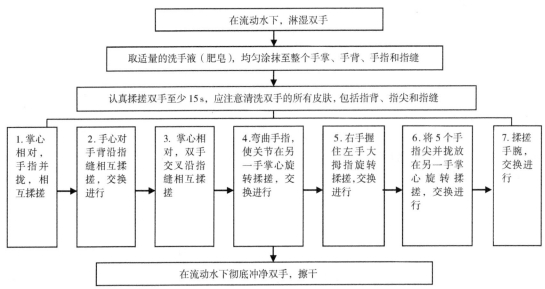

图3-2-1　流动水洗手的流程

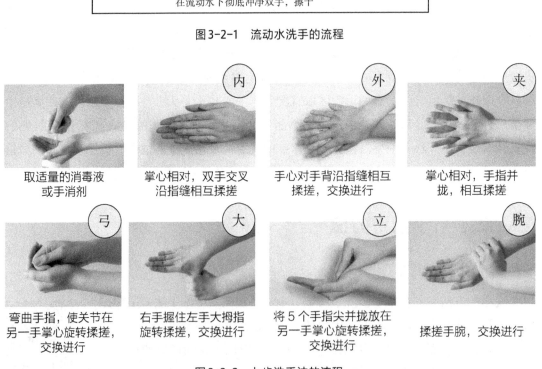

图3-2-2　七步洗手法的流程

（二）卫生手消毒的方法

1. 卫生手消毒应遵循以下方法

①取适量的手消毒剂于掌心，均匀涂抹双手；②按照图3-2-2中的揉搓步骤进行揉搓；③揉搓至手部干燥。

为什么要进行七步洗手的视频二维码

2. 手消毒剂的选择

①卫生手消毒时首选速干手消毒剂，过敏人群可选用其他的手消毒剂；②针对某些对乙醇不敏感的肠道病毒感染时，应选择其他有效的手消毒剂。

3. 注意事项

戴手套不能代替手卫生，摘手套后应进行手卫生。

（三）外科手消毒的方法

1. 外科手消毒应遵循的原则

①先洗手，后消毒；②不同的患者的手术之间、手套破损或手被污染时，应重新进行外科手消毒。

2. 外科洗手应遵循的方法与要求

①洗手之前应先摘除手部饰物，修剪指甲，指甲的长度不超过指尖。②取适量的洗手液清洗双手、前臂和上臂下1/3，并认真揉搓。清洁双手时，可使用清洁指甲用品来清洁指甲下的污垢和使用揉搓用品清洁手部皮肤的皱褶处。③用流动水冲洗双手、前臂和上臂下1/3；④使用干手用品擦干双手、前臂和上臂下1/3。

3. 外科冲洗手消毒应遵循的方法与要求

①按照上述外科洗手应遵循的方法与要求完成外科洗手。②取适量的手消毒剂，将其涂抹至双手的每个部位、前臂和上臂下1/3，并认真揉搓3~5min。③在流动水下从指尖向手的单一方向冲净双手、前臂和上臂下1/3，用经灭菌的布巾彻底擦干。④冲洗水应符合GB5749的规定。冲洗水的水质达不到要求时，手术人员在戴手套前，应用速干手消毒剂消毒双手。⑤手消毒剂的取液量、揉搓时间及使用方法遵循产品的使用说明。

4. 外科免冲洗手消毒

具体流程见图3-2-3，视频操作见相应的二维码。

外科洗手宣教视频二维码

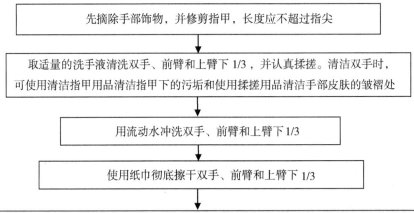

先摘除手部饰物，并修剪指甲，长度应不超过指尖

↓

取适量的洗手液清洗双手、前臂和上臂下 1/3，并认真揉搓。清洁双手时，可使用清洁指甲用品清洁指甲下的污垢和使用揉搓用品清洁手部皮肤的皱褶处

↓

用流动水冲洗双手、前臂和上臂下 1/3

↓

使用纸巾彻底擦干双手、前臂和上臂下 1/3

↓

外科免冲洗手消毒方法：将适量的手消毒剂放置在左手掌上，将右手手指尖浸泡在手消毒剂中（≥5s），如图A；将手消毒剂涂抹在右手、前臂直至上臂下 1/3，确保通过环形运动环绕前臂至上臂下 1/3，将手消毒剂完全覆盖皮肤区域，持续揉搓 10~15s，直至消毒剂干燥，如图B~E。将适量的手消毒剂放置在右手掌上，在左手重复图A~E。将适量的手消毒剂放置在手掌上，揉搓双手直至手腕，揉搓方法按照七步洗手法，揉搓至手部干燥。手消毒剂的取液量、揉搓时间及使用方法遵循产品的使用说明。

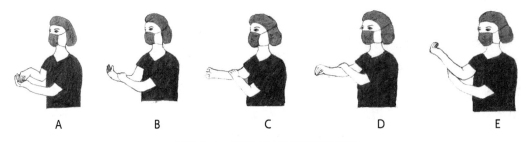

A   B   C   D   E

图3-2-3　外科免冲洗手消毒的流程

5. 注意事项

①不得戴假指甲、装饰指甲，保持指甲和指甲周围组织的清洁；②在外科手消毒过程中应保持双手位于胸前并高于肘部，使水由手部流向肘部；③洗手与消毒时可使用海绵、其他揉搓用品或双手相互揉搓；④术后摘除手套后，应用洗手液清洁双手；⑤将用后的清洁指甲用品、揉搓用品，如海绵、手刷等，放到指定的容器中，揉搓用品、清洁指甲用品应一人一用一消毒或者一次性使用。

四、手卫生指征

（一）洗手与卫生手消毒指征

1. 发生下列情况时医务人员应洗手和/或使用手消毒剂进行卫生手消毒

①接触患者前；②清洁、无菌操作前，包括进行侵入性操作前；③暴露患者的体液风险后，包括接触患者的黏膜、破损的皮肤或伤口、血液、体液、分泌物、排泄物、伤口

敷料等之后；④接触患者后；⑤接触患者的周围环境后，包括接触患者周围的医疗相关器械、用具等物体表面后。见图3-2-4。

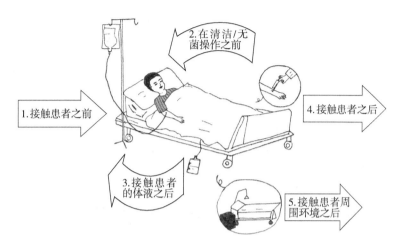

图3-2-4 手卫生指征（5时刻）

2.发生下列情况时应洗手

①当手部有血液或其他体液等肉眼可见的污染时；②可能接触艰难梭菌、肠道病毒等对含乙醇成分的速干手消毒剂不敏感的病原微生物时。

3.手部没有肉眼可见的污染时，宜使用手消毒剂进行卫生手消毒

4.下列情况时医务人员应先洗手，然后进行卫生手消毒

①接触传染病患者的血液、体液和分泌物以及被传染性病原微生物污染的物品后；②直接为传染病患者进行检查、治疗、护理或处理传染病患者的污物之后。

（二）手卫生中手套的应用

1.手套使用指征

①接触患者的血液、体液、分泌物、排泄物、呕吐物及污染物品时，应戴清洁手套；②当医务人员的手部皮肤有破损，可能暴露于患者的血/体液风险时，戴清洁手套；③进行手术等无菌操作、接触患者的破损皮肤与黏膜时，应戴无菌手套。

2.手套使用的注意事项

①脱手套或更换手套时应要注意手卫生；②一次性无菌手套不得重复使用；③戴手套不能替代手卫生，必要时进行手消毒；④当一次活动结束时，或怀疑手套破损时，以及处理不同的患者之间应取下手套并洗手；⑤严禁戴着手套触摸污染物品后再接触清洁物品。

五、手卫生监测

（一）监测要求

应定期进行医务人员手卫生依从性和消毒效果的监测与反馈，依从性的监测用手卫生依从率表示。手卫生依从率的计算方法为：手卫生依从率＝手卫生执行时机数／应执行手卫生时机数×100%。手卫生消毒效果采样和培养方法遵循《医院消毒卫生标准（GB15982）》的要求进行。

（二）手卫生依从性监测方法

1. 采用直接观察法

在日常的医疗护理活动中，不告知观察对象时，随机选择观察对象，观察并记录医务人员手卫生时机及执行的情况，计算手卫生依从率，以评估手卫生的依从性。

2. 观察人员

由受过专门培训的观察员进行观察。

3. 观察时间与范围

根据评价手卫生依从性的需要，选择具有代表性的观察区域和时间段；观察持续时间不宜超过20min。

4. 观察内容

观察前设计监测内容及表格，主要包括：①每次观察应记录观察日期和起止时间，观察地点（医院名称、病区名称等），观察人员；②应记录观察的每个手卫生时机，包括被观察人员的类别（医生、护士、护理员等），手卫生指征，是否执行手卫生以及手卫生的方法；③可同时观察其他内容，如：手套的佩戴情况、手卫生方法的正确性及错误原因；④观察人员可同时最多观察3名医务人员，一次观察1名医务人员不宜超过3个手卫生时机。

5. 手卫生消毒效果应达到的要求

①卫生手消毒：监测的细菌菌落总数应不大于10CFU/cm^2；②外科手消毒：监测的细菌菌落总数应不大于5CFU/cm^2。

⊕ 思考题

1. 请思考：手卫生的五大指征是哪些？

2. 请思考：正确的七步洗手法怎么做？为什么要进行七步洗手法？

参考文献

1.医务人员手卫生规范WS/T 313-2019.[2023-07-07].http://www.nhc.gov.cn/fzs/s7852d/201912/70857a48398847258ed474ccd563caec.shtml.

课程视频
二维码

第三节　额外预防

◉ 编写：王敏芳　干铁儿

额外预防的理念是在标准预防的基础上，结合医务人员操作中可能暴露的风险程度和情形，从安全需要的角度而提出的一种防护方法，是针对特定的暴露风险和传播途径所采取的补充与额外的预防措施。隔离技术是额外预防的重要手段，即采用适宜的技术、方法，防止病原菌传播给他人的方法。这包括空间隔离，屏障隔离，个人防护用品的使用以及污染控制技术（如清洁、消毒、灭菌、手卫生、环境管理等）。常见的感染性疾病的传播途径包括接触传播、飞沫传播和空气传播。因此，本节主要介绍针对这3个传播途径采取的额外预防措施：接触隔离、飞沫隔离和空气隔离。

一、常见的传播途径和隔离要求

（一）常见的传播途径

1.接触传播

接触传播指病原菌通过手、媒介物直接或间接接触导致的传播。通过接触传播的常见病原菌有多重耐药菌、艰难梭菌、肠道病毒等。

2.飞沫传播

飞沫传播指带有病原微生物的飞沫核（＞5μm），在空气中短距离（1m以内）移动到易感人员的口鼻黏膜或眼结膜等导致的传播。通过飞沫传播的常见疾病有百日咳、流行性感冒、严重急性呼吸综合征（SARS）等。

3.空气传播

空气传播指带有病原微生物的微粒子（≤5μm）通过空气流动导致的疾病传播。通过空气传播的常见疾病有肺结核、麻疹、水痘及流行性感冒、SARS等。

（二）隔离要求

1.隔离原则

遵循"标准预防"和"基于疾病传播途径的额外预防"原则，根据传染病传播途径的特点，对收治的传染病患者采用针对性措施来阻断传播途径，防止传染病传播。常见的传染病的传染源、传播途径及隔离预防见表3-3-1；常见的传染病的潜伏期、隔离期和观察期见表3-3-2。

2.普通病区的隔离要求

空气和飞沫传播疾病需进行单间隔离，条件受限时将同种病原菌感染的患者可收治一室。将接触传播疾病的患者单间隔离或将同种病原菌感染的患者收治一室，条件限制时实施床旁隔离。

3.门诊的隔离要求

执行预检分诊制度，重点询问和关注就诊者的发热、呼吸道症状、消化道症状、皮肤损害等临床表现与流行病学史。将体温≥37.3℃并伴有呼吸道症状的患者、传染病患者或疑似传染病的患者，引导至感染科（发热、肠道）门诊诊治，并对可能污染的区域及时消毒。

4.急诊的隔离要求

严格执行预检分诊制度，及时发现传染病患者及疑似传染病的患者，及时采取相应的隔离措施。保持诊室通风良好，留观室的管理参照病房要求。

二、空气传播的隔离与预防

接触经空气传播的疾病，如肺结核、水痘等，在标准预防的基础上，还应采用空气传播的隔离与预防。

（一）患者的隔离

1.无条件收治时，应尽快转至有条件收治呼吸道传染病的医疗机构进行收治，并注意转运过程中医务人员的防护。对于临时安置的，应确保有相对独立的、通风良好的或安装带有空气净化消毒装置的集中空调通风系统，有手卫生设施。

2.对于疑有空气传播疾病的患者，应单间隔离；将同种病原菌感染的患者可安置于一室，床间距不小于1.2m。

3.在患者的病情的容许下，应戴外科口罩，定期更换，并限制其活动范围。

4.病房门口/病房床头应设有黄色隔离标识。

5.应严格进行空气消毒。

（二）医务人员的防护

1.应严格按照区域流程，在不同的区域，穿戴不同的防护用品，离开时按要求摘脱，并正确处理使用后的物品。

2.进入确诊或可疑传染病患者的房间时，应戴帽子、医用防护口罩；进行可能产生喷溅的诊疗操作时，应戴帽子、护目镜或防护面罩，穿隔离衣或防护服；当接触患者及其血液、体液、分泌物、排泄物等时，应戴手套。

三、飞沫传播的隔离与预防

接触经飞沫传播的疾病，如百日咳、流行性感冒等，在标准预防的基础上，还应采取飞沫传播的隔离与预防。

（一）患者的隔离

1.单间隔离或将同种病原菌感染的患者收治一室。

2.患者的病情允许时，应戴外科口罩，并定期更换。应限制患者的活动范围。

3.患者之间、患者与医护人员间保持安全距离（1m以上）。

4.加强通风，或进行空气消毒。

（二）医务人员的防护

1.应严格按照区域流程，在不同的区域，穿戴不同的防护用品，离开时按要求摘脱，并正确处理使用后的物品。

2.医护人员戴外科口罩，当进行产生气溶胶的操作时应戴医用防护口罩；进行可能产生喷溅的诊疗操作时，应戴帽子、护目镜或防护面罩，穿隔离衣或防护服；当接触患者及其血液、体液、分泌物、排泄物等时，应戴手套。

四、接触传播的隔离与预防

接触经接触传播的疾病如肠道病毒感染等时，在标准预防的基础上，还应采用接触传播的隔离与预防。

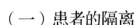
（一）患者的隔离

单间隔离或将同种病原菌感染患者收治一室，条件限制时实施床边隔离，应限制患者的活动范围。

（二）医务人员的防护

1.接触隔离患者的血液、体液、分泌物、排泄物等时，应戴手套；离开隔离病房前、接触污染物品后应摘除手套，洗手和/或进行手消毒。

2.进入隔离病房，从事可能污染工作服的操作时，应穿隔离衣。接触甲类传染病时应按要求穿脱防护服。

表3-3-1 常见的传染病的传染源、传播途径及隔离预防

疾病名称		传染源	传播途径				隔离预防						
			空气	飞沫	接触	生物媒介	口罩	帽子	手套	防护镜	隔离衣	防护服	鞋套
病毒性肝炎	甲型、戊型	潜伏期末期和急性期患者			+		±	±	+		+		
	乙型、丙型、丁型	急性和慢性患者及病毒携带者			#		±	±	+				
麻疹		麻疹患者	+	++	+		+	+	+		+		
流行性腮腺炎		早期患者和隐性感染者		+			+	+			+		
脊髓灰质炎		患者和病毒携带者		+	++	苍蝇、蟑螂	+	+			+		
流行性出血热		啮齿类动物、猫、猪、狗、家兔	++		+		+	+	+	±	±		
狂犬病		患病或隐性感染的犬、猫、家畜和野兽			+		+	+	+	±	+		
伤寒、副伤寒		患者和带菌者			+		±	±	+		+		
细菌性痢疾		患者和带菌者			+			±	+		+		
霍乱		患者和带菌者			+		+	+	+		+		+
猩红热		患者和带菌者		++	+		+	+	+		+		
白喉		患者、恢复期或健康带菌者		++	+		+	+	+		+		
百日咳		患者		+			+	+	±		+		
流行性脑脊髓膜炎（简称"流脑"）		流脑患者和脑膜炎双球菌携带者		++	+		+	+	+	±	+		

续表

疾病名称		传染源	传播途径				隔离预防						
			空气	飞沫	接触	生物媒介	口罩	帽子	手套	防护镜	隔离衣	防护服	鞋套
鼠疫	肺鼠疫	感染了鼠疫杆菌的啮齿动物和患者		++	+	鼠蚤	+	+	+	±	+		
	腺鼠疫				+	鼠蚤	±	±	+	±	+		
炭疽		患病的食草类动物和患者		+	+		+	+	+	±	+		
流行性感冒		患者和隐性感染者		+	+		+	+	+				
肺结核		开放性肺结核患者	+	++			+	+	+	±	+		
SARS		患者		++	+		+	+	+	±		+	+
COVID-19		患者和病毒携带者	+	++	+		+	+	+	±	+	±	±
HIV		患者和病毒携带者			●				+		+		
手足口病		患者和隐性感染者		+	+		+	+	+	±	+		
梅毒		梅毒螺旋体感染者			●				+		+		
淋病		淋球菌感染者			■				+		+		
人感染高致病性禽流感		病禽、健康带毒的禽		+	+		+	+	+	±		+	+

注：① 在传播途径一列中，"+"表示为其中的传播途径之一；"++"表示为主要的传播途径。
② 在隔离预防一列中，"+"表示为应采取的防护措施；"±"表示为工作需要可采取的防护措施；"#"为接触患者的血液、体液的传播；"●"为性接触或接触患者的血流、体液的传播；"■"为性接触或接触患者的分泌物污染物品的传播。

表3-3-2　常见的传染病的潜伏期、隔离期和观察期

疾病名称		潜伏期		隔离时间	密切接触者观察
		常见	最短~最长		
病毒性肝炎	甲型	30 天	15~45 天	自发病日起隔离 4 周	甲型、戊型，急性乙型、丙型肝炎密切接触者医学观察 6 周
	乙型	70 天	30~180 天	隔离至肝功能正常，并且 HBV DNA、HCV RNA、HDV RNA 转阴	
	丙型	8 周	2~26 周		
	丁型	6~12 周	3~12 周		
	戊型	40 天	15~75 天	自发病日起隔离 4 周	
麻疹		10 天	6~21 天	自发病日起至出疹后 5 天，伴呼吸道并发症者应延长到出疹后 10 天	医学观察 21 天

续表

疾病名称	潜伏期		隔离时间	密切接触者观察
	常见	最短~最长		
流行性腮腺炎	14~21 天	8~30 天	自发病日起至腮腺消肿为止	医学观察 21 天
脊髓灰质炎	5~14 天	3~35 天	自发病日起至少隔离 40 天，第 1 周呼吸、消化道隔离，1 周后消化道隔离	医学观察 20 天
流行性出血热	7~14 天	4~46 天	至症状消失	—
狂犬病	1~3 个月	5 天~19 年	至症状消失	—
伤寒	7~14 天	3~60 天	体温正常后 15 天或症状消失后 5 天、10 天便培养 2 次阴性	医学观察 21 天
副伤寒	8~10 天	2~15 天		
细菌性痢疾	1~4 天	数小时~7 天	症状消失后隔日 1 次便培养，连续 2 次阴性	医学观察 7 天
霍乱	1~3 天	数小时~7 天	症状消失后 6 天并隔日 1 次便培养，连续 3 次阴性	医学观察 5 天，粪便培养 3 次阴性并服药预防
猩红热	2~5 天	1~7 天	自治疗日起不少于 7 天，且咽拭子培养 3 次阴性	医学观察 7 天
白喉	2~4 天	1~7 天	症状消失后咽拭子培养 2 次（隔日 1 次）阴性，并至少症状消失后 7 天	医学观察 7 天
百日咳	7~10 天	2~21 天	自发病起 40 天或痉咳后 30 天	医学观察 21 天
流行性脑脊髓膜炎	2~3 天	1~10 天	症状消失后 3 天，不少于病后 7 天	医学观察 7 天
鼠疫	肺鼠疫 1~3 天	数小时~12 天	症状消失后痰培养 6 次阴性	接触者医学观察 9 天，预防接种者观察 12 天
	腺鼠疫 2~5 天	1~8 天	淋巴肿大完全消散后再观察 7 天	
炭疽	1~5 天	0.5~14 天	症状消失，溃疡愈合，分泌物或排泄物培养 2 次（间隔 5 天）阴性	医学观察 8~12 天
流行性感冒	1~3 天	数小时~4 天	体温正常 2 天或病后 7 天	医学观察 4 天
肺结核	14~70 天	隐性感染可持续终生	症状消失后连续 3 次痰培养结核菌阴性	医学观察 70 天
SARS	4~5 天	2~14 天	症状消失后 5~7 天	医学观察 14 天
HIV	2 天~10 年	数月~15 年	终生采取血液隔离	医学观察 6 个月
手足口病	2~7 天	—	治愈	医学观察 7 天

续表

疾病名称	潜伏期		隔离时间	密切接触者观察
	常见	最短~最长		
梅毒	2 天 ~3 周	10~90 天	完全治愈	医学观察 90 天，对 90 天内有过性接触的，予以青霉素治疗
淋病	2~5 天	1~14 天	感染的新生儿、青春期前儿童隔离至有效抗菌药物治疗后 24 小时；成人治愈	医学观察 14 天
人感染高致病性禽流感	3~4 天	3~7 天	目前尚无人传染人	医学观察 21 天

➕ 思考题

1. 请思考：对于有不同的传播途径疾病的患者进行隔离的原则是什么？

2. 请思考：接触隔离的措施有哪些？

➕ 参考文献

1. 医院隔离技术规范 WS/T 311–2009.[2023–07–07]. http://www.nhc.gov.cn/fzs/s7852d/200904/340e7b9e47144df6a613d6b9b568ba12.shtml.

2. 经空气传播疾病医院感染预防与控制 WS/T 511–2016.[2023–07–07]. http://www.nhc.gov.cn/fzs/s7852d/201701/b11cdd47e5624d698f0d1f3e25e0c9b8.shtml.

第四章 职业防护

课程视频
二维码

第一节　个人防护用品

◉ 编写：李　晔　余旭霞　黄敬敬

一、概　述

个人防护用品（personal protective equipment）是在工作过程中为防御物理、化学、生物等外界因素的伤害所穿戴、配备和使用的各种用品的总称。这包括工作帽、呼吸防护装备、手套、防护服、隔离衣、护目镜、防护面屏、防水靴套和胶靴等。

正确合理地使用个体防护用品是保证防护效果的基础，也是确保医务人员生命安全与健康的关键。使用人员应接受培训，充分了解并熟知个人防护用品的性能、适用条件以及正确的佩戴和使用方法，从而在保护自己的生命安全与健康的基础上，完成处置任务。使用人员应加强日常演练和佩戴练习，确保佩戴正确。

（一）呼吸道防护用品

防颗粒物的呼吸道防护用品用于降低使用者对空气中悬浮的某些颗粒物的暴露水平。患者在咳嗽、打喷嚏、呕吐或接受治疗中产生的飞沫或气溶胶有可能接触人的口鼻黏膜或有损伤的皮肤而导致感染，因此，使用呼吸道防护用品有利于隔离口鼻黏膜，防止接触传染物，并限制使用者无意间去触碰自己的口鼻和/或眼睛。

1.一次性使用医用口罩

（1）认证要求：应符合《一次性使用医用口罩（YY/T 0969）》。

（2）主要的技术指标：对细菌的过滤效率应不小于95%，经过通气阻力测试。

（3）适用范围：适用于医务人员的一般防护，仅用于普通的医疗环境，不涉及有飞沫传播和体液喷溅的诊疗操作。

2.医用外科口罩

（1）认证要求：应符合《医用外科口罩（YY 0469）》。

（2）主要的技术指标：对细菌的过滤效率应不小于95%，对非油性颗粒物的过滤效率应不小于30%，经过合成血液穿透测试、通气阻力测试。

（3）适用范围：主要用于手术室、口腔诊疗和内镜中心等涉及飞沫传播和体液喷溅的场所，以及经飞沫传播的呼吸道传染病的防护，一次性使用，受污染或潮湿时随时更换。

（4）佩戴方法

1）将口罩罩住鼻、口及下巴，将口罩下方带系于颈后，将其上方带系于头顶中部。

2）将双手指尖放在鼻夹上，从中间位置开始，用手指向内按压，并逐步向两侧移动，根据鼻梁的形状塑造鼻夹。

3）调整系带的松紧度。

3.医用防护口罩

（1）认证要求：应符合《医用防护口罩技术要求（GB 19083）》。

（2）主要的技术指标：对非油性颗粒物的过滤效率应不小于95%，经过合成血液穿透测试、表面抗湿性测试、通气阻力测试等，有面部密合性的要求。

（3）适用范围：接触经空气传播或近距离接触经飞沫传播的呼吸道传染病患者时佩戴。①对颗粒物的过滤效率应不小于95%，能有效过滤空气中微小的颗粒物；②防有压力的传染性体液喷溅渗透，通过合成血液穿透测试；③隔离口罩内呼气、说话时含微生物的大颗粒飞沫进入环境。

（4）使用的注意事项：①使用人员应认真阅读使用说明书，了解使用和维护过程中应该注意的事项以及产品使用的限制。②选用医用防护口罩时，应做适合性检验；确保口罩和脸部紧密结合，隔离未经过滤的环境空气，防止泄露；每次佩戴好医用防护口罩后，应做佩戴气密性检查。③医用防护口罩设计为一次性使用产品，不应重复使用。④口罩受到体液喷溅时，应尽快更换口罩。⑤高温蒸煮、消毒液浸泡和射线等消毒方法都会破坏口罩的过滤材料或结构，从而导致过滤效率下降。⑥不能在医用防护口罩和脸部之间垫任何的其他物质，如毛发、布或纱布口罩，否则使密合度下降，造成泄漏。

（5）佩戴方法（图4-1-1）

1）一手托住防护口罩，将有鼻夹的一面向外。

2）将防护口罩罩住鼻、口及下巴，鼻夹部位向上紧贴面部。

3）用另一只手将下方系带拉过头顶，放在颈后双耳下。

4）再将上方系带拉至头顶中部。

5）戴上口罩后适当调整口罩至舒适的位置，将双手指尖放在金属鼻夹上，从中间位置开始，用手指向内按鼻夹，并分别向两侧移动和按压，根据鼻梁的形状塑造鼻夹。

（6）佩戴气密性的检查方法：双手捂住口罩快速呼气（正压检查方法）或吸气（负压检查方法），应感觉口罩略微有鼓起或塌陷。若感觉有气体从鼻梁处泄漏，应重新调整鼻夹。若感觉气体从口罩两侧泄漏，则进一步调整头带的位置。若无法达到密合的状态，不要佩戴口罩进入危险区域。

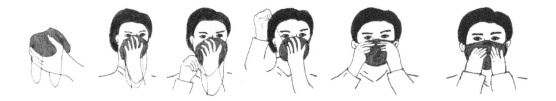

图4-1-1 医用防护口罩的佩戴方法

（7）医用防护口罩的摘除方法（图4-1-2）

1）不要触及口罩前面（污染面），用手慢慢地将颈部的下头带从脑后拉过头顶。

2）拉上头带来摘除口罩，不要触及口罩前面。

3）用手仅捏住口罩的系带，将其丢至医疗废弃物容器内。

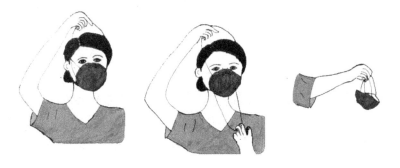

图4-1-2 医用防护口罩的摘除方法

4.动力送风过滤式呼吸器

（1）认证要求：应符合《呼吸防护动力送风过滤式呼吸器（GB 30864）》。

（2）主要的技术指标：P95级颗粒物的过滤效率应不小于95%，P100级颗粒物的过滤效率不小于99.97%。还有其他的指标为防护性、送风量、供气量、工作时间等。

（3）适用范围：动力送风过滤式呼吸器是靠电动风机提供气流来克服部件阻力的过滤式呼吸器，适用于防护颗粒物和有毒、有害气体或蒸气使用，不适用于燃烧、爆炸、缺氧环境及逃生。其在感染风险高的实验操作或现场使用。

图4-1-3为送气头罩。图4-1-4为电动送风系统设备。

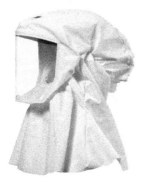

图4-1-3 送气头罩

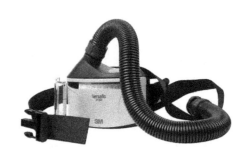

图4-1-4 电动送风系统设备

5.口罩适合性检验

口罩适合性检验是指采用定性或定量方法检验某类密合型面罩对具体使用者的面型的适合程度的方法。口罩/面罩的设计并不能确保适合每个人的脸型，如果所佩戴的口罩/面罩不能保证与脸密合，颗粒物将会在泄漏处进入口罩/面罩内，就像水流会绕开障碍物流动一样，气流将从阻力最低的泄漏处进入呼吸区，使呼吸防护失效。

定性适合性检验的原理是利用人对某些有味道的物质的感觉，如甜味、苦味或刺激性，用发生器将测试试剂发散在空气中（例如用喷雾器将测试液分散成气溶胶），检验受试者在佩戴呼吸器面罩前后对这些物质的主观感觉，对适合性作定性的评价。

定量适合性检验是不依赖受检者对检验剂的感觉，由仪器测量得出适合因数（fit factor，FF），对适合性作定量的评价。如利用空气中原有的颗粒物，通过测量呼吸器内外颗粒物的数量之比，确定适合因数（FF）。

适合性检验极为重要，如果佩戴的面罩与使用者的面型不适合，佩戴时就会存在明显的泄漏，使防护失效。通过适合性检验可帮助确定哪种面罩最适合具体的使用者使用，同时也起到培训的作用，可帮助使用者了解面罩的佩戴与调节方法。典型的定性适合性检验的方法是使用苦味剂或甜味剂，在受试者佩戴好口罩后喷洒检测试剂，测试受试者是否能感受到试剂；并经过一系列的正常呼吸、深呼吸、上下抬头、左右摇头、大声说话和弯腰等典型动作，测试受试者是否能感受到试剂，综合判断口罩的适合性，具体操作应参照适合性检验工具的使用说明书。

图4-1-5为医用防护口罩定性适合性检验。

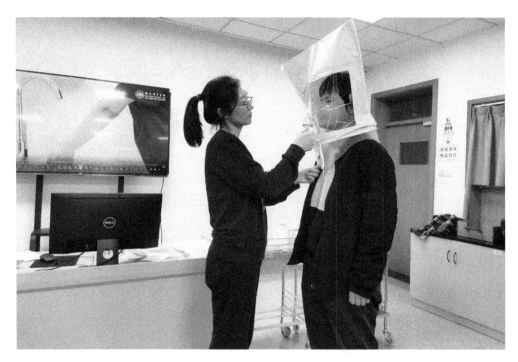

图4-1-5 医用防护口罩定性适合性检验

（二）颜面部防护用品

颜面部防护可以避免眼部及面部接触有害物质，以护目镜（图4-1-6）和防护面罩（防护面屏）最常用。在进行诊疗、护理操作时以下情况会需要用到颜面部防护用品：近距离接触经飞沫传播的传染病患者时；为呼吸道传染病患者进行气管切开、气管插管等近距离操作，可能发生患者的血液、体液、分泌物喷溅时；可能发生患者的血液、体液、分泌物等喷溅时的其他情况。一般情况下，护目镜和防护面罩不需同时使用。

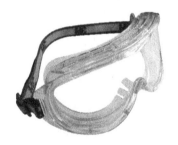

图4-1-6 护目镜

1.护目镜

（1）认证要求：应符合《个人用眼护具技术要求（GB 14866）》。

（2）适用范围：防止患者的血液、体液等具有感染性物质进入人体眼部的用品。针对烈性传染病防控，建议眼部防护采用密封性好的、防雾的、气密的或有间接通气孔的、系头带的护目镜，不建议使用直接通气孔或镜架形式的护目镜。如护目镜（图4-1-6）为可重复使用的，应当消毒后再复用。

2.防护面屏/防护面罩

（1）认证要求：应符合《个人用眼护具技术要求（GB 14866）》。

（2）适用范围：诊疗操作中可能在发生血液、体液和分泌物等喷溅时使用。如为可重复使用的，应当消毒后复用；如为一次性使用的，不得重复使用。

图4-1-7为可重复使用的防护面屏（左）和一次性使用的防护面屏（右）。

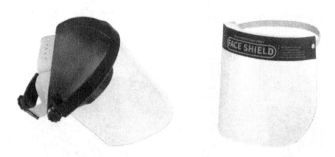

图4-1-7　可重复使用的防护面屏（左）和一次性使用的防护面屏（右）

（三）躯干防护用品

1.医用防护服

（1）认证要求：应符合《医用一次性防护服技术要求（GB 19082）》。

（2）主要的技术指标：过滤效率（防护服关键部位的材料及接缝处对非油性颗粒的过滤效率应不小于70%），液体阻隔性（分抗渗水性、透湿量、表面抗湿性、抗合成血液穿透性），抗断裂，过滤效率，阻燃性能，抗静电性等。

（3）适用范围：我国医用防护服未对防护服用途和场所进行分级分类，临床医务人员在接触甲类及乙类按甲类管理的传染病患者时，接触传播途径不明的新发传染病患者时，为高致病性、高病死率的传染病患者进行诊疗护理操作时。

（4）防护服穿脱

1）穿防护服：先穿下衣，再穿上衣，然后戴好帽子，最后拉上拉锁。

2）脱防护服（图4-1-8）：先将拉链拉到底，向上提拉帽子，使帽子脱离头部，脱袖子；由上向下边脱边卷，污染面向里直至全部脱下后将其放入医疗废物袋内。

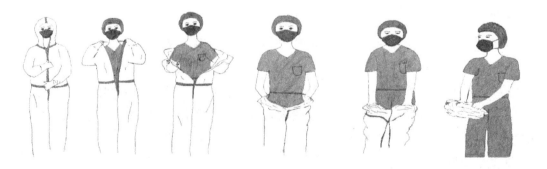

图4-1-8　防护服的脱卸过程

2.隔离衣

（1）认证要求：目前尚无国家及行业标准，可参照中国生物医学工程学会发布的团体标准《一次性医用防护隔离衣（T/CSBME 017）》。

（2）主要的技术指标：抗微生物穿透性、抗液体渗透、抗合成血液穿透性、表面抗湿性等。

（3）适用范围：接触经接触传播的感染性疾病患者，如肠道传染病患者、多重耐药菌感染患者等；对患者实行保护性隔离时；可能受到患者的血液、体液、分泌物、排泄物喷溅时。

（四）头部和四肢防护用品

1.帽子

（1）认证要求：应符合《一次性适用医用防护帽（YY/T 1642）》。

（2）适用范围：用于保护医务人员、疾控和防疫等工作人员的头部、面部与颈部，防止直接接触含有潜在感染性污染物的一类医用防护产品。在接触含潜在感染性污染物时使用，在进入污染区和洁净环境前、进行无菌操作时应戴医用防护帽。

2.手套

（1）认证要求：应符合《一次性使用医用橡胶检查手套（GB 10213）》或《一次性使用聚氯乙烯医用检查手套（GB 24786）》或《一次性使用非灭菌橡胶外科手套（GB 24787）》的要求。无菌手套应符合《一次性使用灭菌橡胶外科手套（GB 7543）》的要求。

（2）适用范围：接触患者的血液、体液、分泌物、排泄物、呕吐物及污染物品时，应戴清洁手套；进行手术等无菌操作，接触患者的破损皮肤、黏膜时，应戴无菌手套。一次性手套一次使用，如遇破损，及时更换。戴手套，不能替代手卫生。

3.鞋套

（1）认证要求：应符合《一次性使用医用防护鞋套（YY/T 1633）》。

（2）适用范围：用于保护医务人员、疾控和防疫等工作人员的足部、腿部，防止直接接触含有潜在感染性污染物的一类靴状保护套。鞋套应具有良好的防水性能，并一次性使用，发现破损，及时更换。不能使用由普通无纺布制作的鞋套。医用防护服如带有鞋套，可不用再穿鞋套。

二、分级防护及个人防护用品的穿脱流程

（一）分级防护

不同的岗位应根据感染风险选择不同的防护级别。

1. 一级防护

一级防护适用于普通门诊、普通病区、普通急诊留观区。一级防护用品主要包括医用外科口罩、帽子、工作服、工作鞋、手套（必要时）等。

预检分诊、呼吸与重症医学科、感染科、急诊科、重症监护病房、口腔科、耳鼻喉科、眼科、肺功能室、麻醉科、内镜中心、血透中心、介入室、手术室、医学影像科、高压氧室等高风险及风险操作科室，根据分级防护的原则、学会专科的相关要求及风险评估的结果，动态调整防护等级。

2. 二级防护

二级防护适用于发热门诊、隔离病房、从事与疑似或确诊经空气传播疾病患者有密切接触的诊疗活动时。二级防护的主要防护用品有医用防护口罩、护目镜或防护面屏、帽子、隔离衣或医用防护服、手套、鞋套等。

3. 三级防护

三级防护适用于为疑似或确诊经空气传播疾病患者实施产生气溶胶操作时。三级防护需要在二级防护的基础上加戴动力送风过滤式呼吸器。

（二）二级防护穿脱流程（图4-1-9、图4-1-10）

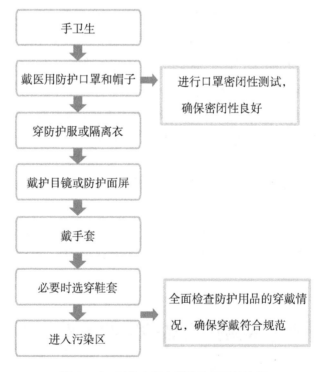

图4-1-9　工作人员穿戴防护用品的流程

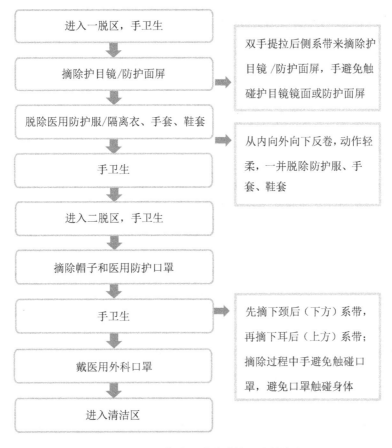

图 4-1-10　工作人员脱除防护用品的流程

耳挂式外科口罩使用的视频二维码　　系带式外科口罩使用的视频二维码　　正确佩戴医用防护口罩的视频二维码　　二级防护：防护服的视频二维码　　二级防护：隔离衣的视频二维码

（三）防护用品穿脱的注意事项

1.根据工作现场，划分清洁区、潜在污染区和污染区。开始现场作业前，在清洁区进行防护装备的穿戴；完成现场作业后，离开污染区后、进入清洁区前，进行防护装备的脱卸。

2.脱卸时应避免接触污染面，尽量使用内层包裹外层，脱卸过程不宜过快，避免污染物扬起。

3.对于脱下的护目镜、工作鞋或胶靴等非一次性使用的物品，应将其直接放入盛有消毒液的容器内浸泡（液面以下）；将其余一次性使用的物品应放入双层黄色医疗废物收集袋中作为医疗废物集中处置。

4.脱卸防护装备的每一步均应进行手消毒，脱完所有的防护装备后进行洗手、手消毒。

思考题

1.请思考：对艾滋病患者进行胃镜检查时，应该如何防护？

参考文献

1. 医院隔离技术规范WS/T 311-2009. [2023-07-07].http://www.nhc.gov.cn/fzs/s7852d/200904/340e7b9e47144df6a613d6b9b568ba12.shtml.

2. 关于印发医疗机构内新型冠状病毒感染预防与控制技术指南（第三版）的通知. [2023-07-07].http://www.nhc.gov.cn/yzygj/s7659/202109/c4082ed2db674c6eb369dd0ca58e6d30.shtml.

3. 中华人民共和国国家卫生健康委员会.新冠肺炎疫情期间特定人群个人防护指南WS/T 697-2020. [2023-07-07].http://www.nhc.gov.cn/wjw/pgw/202007/33e00f79558a439281e4c7a8e951b328.shtml.

课程视频
二维码

第二节　感染性职业暴露的处置

◉编写：朱越献　杨　璐

一、概　述

医务人员在从事医疗工作过程中会长期接触环境噪声、化学消毒剂、锐器刺伤、粉尘微粒、高温高湿、各种辐射等，从而造成职业暴露。职业暴露可以分为感染性职业暴露，放射性职业暴露，化学性（如消毒剂、某些化学药品）职业暴露及其他职业暴露。本章节主要阐述的是在医务人员中发生率比较高、影响医务人员身心健康的感染性职业暴露。

（一）定　义

1.医院感染性职业暴露（infectious occupational exposure）是指医务人员在从事医疗、护理等相关活动过程中接触感染性病原菌，从而损害健康或危及生命的一类职业暴露。根据感染的途径，可分为血源性传播、呼吸道传播、接触性传播、水源性传播等。其中，较为常见的是血源性职业暴露和呼吸道职业暴露。

2.血源性职业暴露（blood borne occupational exposure）是指医务人员从事诊疗、护理等工作中意外被各种病原菌感染的血液、体液污染了皮肤或黏膜，或者被含有病原菌的血液、体液污染了的针头及其他锐器刺伤皮肤，有可能被病原菌感染的情况。锐器伤是导致血源性职业暴露的重要原因。

3.呼吸道职业暴露（respiratory occupational exposure）是指医务人员在工作中因缺乏呼吸道防护措施，呼吸道防护措施受损时（如口罩松动、脱落等），使用无效的呼吸道防护措施（如使用不符合规范要求的口罩），与呼吸道传染病患者密切接触或被呼吸道传染病原菌污染的手接触口鼻等，有可能被感染的情况。

（二）现　状

1.发生职业暴露的人员类别：主要是护理人员，其次是医生及医技、学生、医院后勤服务人员等。

2.发生职业暴露的场所：普通病房、手术室、重症监护病房、口腔科及急诊科等。

3.容易引起职业暴露的器具：注射器、头皮钢针、手术缝针、手术刀片及静脉留置针等。

4.容易引起职业暴露的操作：静脉注射、将针头丢入利器盒、手术缝针、采血、回套针帽、加药等。

（三）危　害

1.**身体危害**　可使医务人员感染乙型肝炎病毒（hepatitis B virus，HBV）、丙型肝炎病毒（hepatitis C virus，HCV）、人类免疫缺陷病毒（human immunodeficiency virus，HIV）、新型冠状病毒等。

2.**心理危害**　产生恐惧、焦虑，甚至抑郁等负面情绪，甚至影响家庭生活和工作。

3.**经济危害**　本底检查和追踪检查、预防用药、预防接种、因伤不能工作等带来的经济损失等。

4.**社会危害**　有双向传播途径，HBV的传染力强，一些国家限制HBV阳性的医务人员为患者做有创操作。

（四）开展工作人员感染性职业暴露管理的意义

1.发现工作人员因防护失败等导致的感染性职业暴露突发情况时，指导正确处理并立即报告，并按工作人员感染性职业暴露管理进行处理，将伤害程度降到最低。

2.通过对全院工作人员感染性职业暴露的上报、跟踪管理，可及时掌握全院工作人员感染性职业暴露发生的原因、复查结果、随访等情况。

3.发现问题，及时采取干预措施，及时修订相关的工作指引与流程，定期对全院工作人员开展针对性的培训，最大限度地避免发生感染性职业暴露。

二、感染性职业暴露应急处置程序

为了将发生感染性职业暴露的医务人员的伤害程度降到最低，医疗机构应建立完善的处置体系和流程。这包括感染性职业暴露发生后的应急处理、完善的报告制度和风险评估、干预，并进行随访观察。

（一）应急处理

发生血源性职业暴露后应立即进行局部处理。

1.冲洗 用皂液和流动水彻底清洗被污染的皮肤，用清水、生理盐水反复冲洗被污染的黏膜。

2.挤压 如有伤口，应轻轻由近心端向远心端挤压，尽可能挤出损伤处的血液，再用皂液和流动水进行冲洗。禁止进行伤口局部挤压和吸吮。

3.消毒 即受伤部位的伤口消毒。对于消毒液，选用75%酒精或者0.5%有效碘等有效的皮肤消毒剂。

发生呼吸道职业暴露后，应即刻采取措施来保护呼吸道（用规范实施手卫生后的手捂住口罩或紧急外加一层口罩等），按规定流程撤离污染区。紧急通过脱卸区，按照规范要求脱卸防护用品。根据情况，可用清水、0.1%过氧化氢溶液、碘伏等清洁、消毒口腔或/和鼻腔，佩戴医用外科口罩后离开。

（二）报告制度

发生感染性职业暴露后，首先完成伤口局部或呼吸道的应急处理。然后根据医院流程报告相关部门和人员，如科室负责人、医院负责职业暴露工作的职能部门。报告的内容包括发生职业暴露的时间、地点、经过及暴露方式，暴露的具体部位及损伤程度，暴露源的种类，应急处理的方法等。

（三）风险评估和干预

1.风险评估

风险评估包括对暴露源的评估和对暴露者的评估。

暴露源就是患者，需要了解该患者是否患有传染性疾病、既往的免疫情况。如果没有既往的免疫情况信息，就要及时进行相应的检验。患者的情况是我们后续处置的依据。

暴露者就是发生职业暴露的医务人员。评估包括了解暴露类型（经皮伤害、经黏膜、经破损皮肤或经呼吸道等），当时防护用品的穿戴情况，医务人员既往的健康状况。及时为医务人员开具有相应的检验项目，了解目前的身体状况。

2.干预措施

如果暴露源患有传染性疾病，就需要采取相应的干预措施。

如果暴露源是HIV感染者，医院要2小时内上报给辖区内指定的处置机构，一般是疾控中心，并且开展危险性评估、咨询、预防性治疗和实验室检测等一系列的工作。

如果暴露源是乙肝、丙肝、梅毒感染患者或携带者，根据暴露的相关信息及医务人员既往的检测结果来综合评估是否需要预防性用药。若患者是乙肝患者，医务人员的乙肝表面抗体为阳性且滴度足够高，则不需要预防用药。

预防用药有时限要求，比如对于梅毒的预防用药长效青霉素，要尽早注射。对于预防乙肝的乙肝免疫球蛋白，要在发生职业暴露后尽快注射（最好是24小时），并同时在不同的部位接种乙型肝炎疫苗。

针刺伤处置
宣教视频
二维码

临床上还会碰到暴露源不明的情况。比如，处置医疗废物时被针头刺伤，但是不清楚哪位患者用过该针头，这种情况下就要及时对暴露者进行HIV、乙肝、丙肝、梅毒检测，根据检测结果采取相应的干预措施。

（四）随　访

针对采取了预防措施的医务人员，要进行定期随访观察。通知及时用药和定期检测相关的病原学指标。比如对于梅毒的预防用药长效青霉素，需要每周注射1次。

新型冠状病毒
呼吸道职业暴
露处置宣教视
频二维码

随访期限根据暴露源情况的不同而不同。如果暴露源是情况不明、HIV感染者的话，一般需要随访6个月。

随访期间进行咨询，对情绪比较紧张、焦虑的员工进行心理疏导。

➕ 思考题

1.请思考：何为感染性职业暴露？

2.请思考：医务人员给乙肝患者做穿刺时，发生针刺伤时，该如何处置？

➕ 参考文献

1. 中华人民共和国传染病防治法. [2023-07-07].http://www.nhc.gov.cn/fzs/s3576/201808/58d2b24710c14c2f97ae6de5a8059b73.shtml.

2. 血源性病原菌职业接触防护导则GBZ/T 213-2008. [2023-07-07].http://www.nhc.gov.cn/bgt/s9506/200903/2f1f01e0b18d46b8b7a2cea06a71e905.shtml.

3. 职业暴露感染艾滋病病毒处理程序. [2023-07-07].http://www.nhc.gov.cn/zyjks/zcwj2/201507/9d25cde0dbbc4d3db59af5bc6d47ae79.shtml.

4. 医院隔离技术规范WS/T 311-2009. [2023-07-07].http://www.nhc.gov.cn/fzs/s7852d/200904/340e7b9e47144df6a613d6b9b568ba12.shtml.

5. 丙型肝炎防治指南（2019年版）.中国病毒病杂志，2020，10（1）：26-46.

6. 李春辉，黄勋，蔡虻，等.新冠肺炎疫情期间医疗机构不同区域工作岗位个人防护专家共识.中国感染控制杂志，2020，19（3）：199-213.

第五章 清洁、消毒与灭菌

课程视频
二维码

第一节 清洁、消毒与灭菌方法

◉编写：李 晔 陆 烨

一、概 述

（一）清 洁

清洁是去除物体表面的有机物、无机物和可见污染物的过程。

（二）消毒和消毒剂

1.消毒

消毒是杀灭或清除传播媒介上的病原微生物，使其达到无害化的处理。

（1）高水平消毒：杀灭一切细菌繁殖体、分枝杆菌、病毒、真菌和致病性细菌芽孢的消毒。

（2）中水平消毒：杀灭细菌繁殖体、分枝杆菌、真菌和病毒的消毒。

（3）低水平消毒：杀灭细菌繁殖体和亲脂病毒的消毒。

2.消毒剂

消毒剂是采用由一种或多种化学或生物的、能杀灭微生物的因子制成的、用于消毒的制剂。

（1）高水平消毒剂：是能杀灭一切细菌繁殖体、分枝杆菌、病毒、真菌及其孢子等，对致病性细菌芽孢也有一定的杀灭作用，达到高水平消毒要求的制剂。如含氯制剂、二氧化氯、邻苯二甲醛、过氧乙酸、过氧化氢、臭氧、碘酊等以及能达到灭菌效果的化学消毒剂。

（2）中水平消毒剂：是能杀灭细菌繁殖体、分枝杆菌、真菌及病毒，达到中水平消毒的制剂。如碘类消毒剂（碘伏与氯己定碘等）、醇类和胍类（氯己定）的复方、醇类和季铵盐类化合物的复方、酚类等消毒剂。

（3）低水平消毒剂：是仅能杀灭细菌繁殖体和亲脂病毒，达到低水平消毒要求的制剂。如季铵盐类消毒剂（苯扎溴铵等）、双胍类消毒剂（氯己定）等。

（三）灭菌和灭菌剂

1.灭菌

灭菌是杀灭或清除医疗器械、器具和物品上一切微生物（包括细菌芽孢）的处理过程，包括热力灭菌、辐射灭菌等物理灭菌方法，以及采用环氧乙烷、过氧化氢、甲醛、戊二醛、过氧乙酸等化学灭菌剂在规定的条件下，以合适的浓度和有效的作用时间进行灭菌的方法。

2.灭菌剂

灭菌剂是能杀灭一切的微生物（包括细菌芽孢），并达到灭菌要求的制剂。

（四）随时消毒和终末消毒

1.随时消毒 有传染源存在时，对其排出的病原菌可能污染的环境和物品及时进行的消毒。

2.终末消毒 传染源离开疫源地后对疫源地的环境及物品进行的消毒。

二、医疗机构常用的消毒与灭菌方法

（一）物理消毒与灭菌方法

1.压力蒸汽灭菌 适用于耐热、耐湿的诊疗器械、器具和物品的灭菌。下排气压力蒸汽灭菌还适用于液体的灭菌；快速压力蒸汽灭菌适用于裸露的耐热、耐湿的诊疗器械、器具和物品的灭菌。压力蒸汽灭菌不适用于油类和粉剂的灭菌。

2.干热灭菌 适用于耐热、不耐湿、蒸汽或气体不能穿透物品的灭菌，如玻璃、金属等医疗用品和油类、粉剂等制品的灭菌。

3.煮沸消毒 适用于金属、玻璃制品、餐饮具、织物或其他耐热、耐湿物品的消毒。

4.流通蒸汽消毒 适用于医疗器械、器具和物品手工清洗后的初步消毒，餐饮具和部分卫生用品等耐热、耐湿物品的消毒。

5.紫外线消毒 适用于室内空气和物体表面的消毒。

（二）化学消毒与灭菌方法

1.环氧乙烷气体灭菌 适用于不耐热、不耐湿的器械、器具和物品的灭菌，如电子仪器、光学仪器、纸质制品、化纤制品、塑料制品、陶瓷及金属制品等诊疗用品。不适用于食品、液体、油脂类、粉剂类等灭菌。

2.**过氧化氢低温等离子体灭菌**　适用于不耐热、不耐湿的诊疗器械的灭菌，如电子仪器、光学仪器等诊疗器械的灭菌。不适用于布类、纸类、水、油类、粉剂等材质的灭菌。

3.**甲醛蒸汽灭菌**　适用于不耐湿、不耐热的诊疗器械。器具和物品有电子仪器、光学仪器、管腔器械、金属器械、玻璃器皿、合成材料物品等。

4.**臭氧消毒**　适用于无人状态下的病房、口腔科等场所的空气消毒和物体表面的消毒。

5.**醛类**　①戊二醛：适用于不耐热的诊疗器械、器具与物品的浸泡消毒和灭菌。②邻苯二甲醛：适用于不耐热的诊疗器械、器具与物品的浸泡消毒。

6.**过氧化物类**　①过氧乙酸，适用于耐腐蚀的物品、环境、室内空气等的消毒。专用器械的消毒设备适用于内镜的灭菌。②过氧化氢，适用于外科伤口、皮肤黏膜的冲洗消毒，以及室内空气的消毒。③二氧化氯，适用于物品、环境、物体表面及空气的消毒。

7.**含氯消毒剂**　适用于物品、物体表面、分泌物、排泄物等的消毒。

8.**醇类消毒剂**　适用于手、皮肤、物体表面及诊疗器具的消毒。

9.**含碘类消毒剂**　①碘伏：适用于手、皮肤、黏膜及伤口的消毒。②碘酊：适用于注射及手术部位皮肤的消毒。③复方碘伏消毒：主要适用于医务人员的手、皮肤的消毒，有些可用于黏膜消毒。

10.**氯己定**　适用于手、皮肤、黏膜的消毒。

11.**季铵盐类消毒剂**　适用于环境、物体表面、皮肤与黏膜的消毒。

12.**酸性氧化电位水**　适用于消毒供应中心手工清洗后不锈钢和其他非金属材质器械、器具和物品灭菌前的消毒，以及物体表面、内镜等的消毒。

三、针对不同对象的清洁、消毒与灭菌方法

（一）医疗器械的清洁、消毒与灭菌

1.**医疗器械分类与消毒、灭菌的原则**　根据医疗器械受污染后对人体所致感染的危险性大小的不同，将医疗器械分为三类：高度危险性物品、中度危险性物品、低度危险性物品。①高度危险性物品是指进入人体的无菌组织、器官、脉管系统，或有无菌液体从中流过的物品，或接触破损的皮肤、破损的黏膜的物品，如手术器械、穿刺针、腹腔镜等，须达到灭菌要求，应采用灭菌方法处理。②中度危险性物品是与完整黏膜相接触，而不进入人体的无菌组织、器官和血流，也不接触破损的皮肤、破损的黏膜的物品。如胃肠道内窥镜、气管镜、喉镜等，须达到中等水平以上的消毒要求。③低度危险性物品是与完整的皮肤接触而不与黏膜接触的器材，如听诊器、血压计袖带、病床围栏等，宜采用低等水平消

毒或清洁处理。

2.器械的清洗方法 ①医疗器械清洗是去除医疗器械、器具和物品上污物的全过程，流程包括冲洗、洗涤、漂洗和终末漂洗。②通常情况下应遵循先清洗后消毒的处理程序，如对于被朊毒体、气性坏疽及突发原因不明的传染病病原菌污染的诊疗器械、器具和物品，应遵循《医疗机构消毒技术规范（WS/T 367）》的规定，先进行消毒处理，然后按常规的程序进行清洗、消毒、灭菌。③清洗方法包括机械清洗和手工清洗。机械清洗适用于大部分常规器械的清洗。手工清洗适用于精密、复杂器械的清洗和有机物污染较重的器械的初步处理，清洗步骤包括冲洗、洗涤、漂洗和终末漂洗。

3.器械的消毒方法 ①对清洗后的器械、器具和物品，应进行消毒处理。方法首选机械湿热消毒，也可采用75%乙醇、酸性氧化电位水或其他消毒剂进行消毒。②对于消毒后直接使用的诊疗器械、器具和物品，湿热消毒的温度应不低于90℃，时间不低于5分钟，或 A_0 值［评价湿热消毒效果的指标，指当以 Z 值标示的微生物的杀灭效果为10K时，温度相当于80℃的时间（秒）］ ≥3000；对于消毒后继续灭菌处理的，其湿热消毒的温度应不低于90℃，时间不低于1分钟，或 A_0 值 ≥600。

4.器械的灭菌方法 ①压力蒸汽灭菌：对于耐热、耐湿的器械、器具和物品，应首选压力蒸汽灭菌。②干热灭菌：适用于耐热、不耐湿及蒸汽或气体不能穿透物品的灭菌。③低温灭菌：适用于不耐热、不耐湿的器械、器具和物品的灭菌。

5.内镜的消毒方法 ①邻苯二甲醛：浓度为0.55%（0.5%~0.6%），作用时间≥5分钟。②戊二醛：浓度≥2%，支气管镜的消毒浸泡时间≥20分钟；其他的内镜消毒≥10分钟；结核分枝杆菌、其他的分枝杆菌等特殊感染的患者使用后的内镜浸泡≥45分钟；灭菌≥10小时。③过氧乙酸：浓度0.20%~0.35%（体积分数），消毒≥5分钟，灭菌≥10分钟。④二氧化氯：浓度100~500mg/L，消毒3~5分钟。⑤酸性氧化电位水：有效氯浓度60mg/L±10mg/L；pH 2.0~3.0；氧化还原电位≥1100mV；残留氯离子＜1000mg/L。消毒时间3~5分钟。

医院消毒供应中心介绍视频二维码

医疗机构内的复用器械、器具、物品均应由消毒供应中心集中处置或集中管理，消毒供应中心的介绍见相关视频二维码，复用医疗器械（以气管套管为例）清洗、消毒、灭菌的介绍见相关视频二维码。

（二）环境表面的清洁与消毒

消毒方法包括①擦拭：将消毒剂用自来水稀释成使用的浓度，用干净的抹布沾湿后，对物品进行擦拭。②浸泡：将消毒剂用自来水稀释成使用的浓度，将物品完全浸没于消毒液中，作用至规定时间。③喷雾：将消毒剂用自来水稀释成使用的浓度，使用常规的喷雾器或超低容量的喷雾器进行喷洒，

复用医疗器械（以气管套管为例）清洗、消毒、灭菌视频二维码

作用至规定时间后，开窗通风。具体见第五章第二节。

（三）空气净化方法

1.通风　①自然通风：根据季节、室外风力和气温，适时进行通风。②机械通风：通过安装通风设备，利用风机、排风扇等运转产生的动力，流动空气。按照通风方式可分为机械送风与自然排风，自然送风与机械排风，机械送风与机械排风。

2.集中空调通风系统　为使房间或密闭空间的空气温度、湿度、洁净度和气流速度等参数达到设定的要求，而对空气进行集中处理、输送、分配的所有的设备、管道及附件、仪器仪表的总和。集中空调通风系统的清洗、卫生要求及检测方法应符合《公共场所集中空调通风系统清洗规范》和《公共场所集中空调通风系统清洗规范》的规定。

3.空气洁净技术　空气洁净技术是利用过滤系统把流入手术室空气中的微生物粒子及微粒总量降到允许的水平，洁净手术部（室）和其他洁净场所的设计应符合《洁净手术部建筑技术规范（GB 50333）》的要求。

4.紫外线消毒　①适用于无人状态下的室内空气消毒。②消毒方法：紫外线灯采取悬吊式或移动式直接照射，安装时紫外线灯（30W的紫外线灯在1.0m处的强度＞70Mw/cm^2）应不低于1.5W/m^3，照射时间≥30分钟。

5.循环风紫外线空气消毒器和静电吸附式空气消毒器　①消毒器由高强度紫外灯和过滤系统组成，可以有效杀灭进入消毒器空气中的微生物，并有效地滤除空气中的尘埃粒子。这适用于有人状态下的室内空气消毒。②应遵循产品使用说明书，在规定的空间内进行正确的安装使用。

6.化学消毒法　①适用于污染状态下的室内空气消毒。②超低容量喷雾法：采用3%过氧化氢、5000mg/L过氧乙酸、二氧化氯（参照使用说明书）等消毒液，将20~30mL/m^{3}的用量加入电动超低容量喷雾器中，接通电源，即可进行喷雾消毒。消毒前关好门窗，喷雾时按先上后下、先左后右、由里向外、先表面后空间、循序渐进的顺序依次均匀喷雾。作用时间：过氧化氢、二氧化氯为30~60分钟，过氧乙酸为1小时。消毒完毕，打开门窗，彻底通风。③熏蒸法：采用0.5%~1.0%（5000~10000mg/L）过氧乙酸水溶液（1g/m^3）或二氧化氯（10~20mg/m^3），加热蒸发或加激活剂；或采用臭氧（20mg/m^3）熏蒸消毒。消毒剂的用量、消毒时间、操作方法和注意事项等应遵循产品的使用说明。消毒前应关闭门窗，消毒完毕，打开门窗，彻底通风。

（四）医用织物的清洗、消毒

1.医用织物　指医院内可重复使用的纺织品，包括患者使用的衣服、床单、被罩、枕套；工作人员使用的工作服、帽；手术衣、手术铺单；病床隔帘、窗帘以及环境清洁使用的布巾、地巾等。

2.脏污织物　指医院内除感染性织物以外的其他所有使用后的医用织物。应遵循先洗涤后消毒的原则。宜选择热洗涤方法，选择热洗涤方法时可不作化学消毒处理。若选择化学消毒，消毒方法应按消毒剂的使用说明书和《医疗机构消毒技术规范（WS/T 367）》执行。

3.感染性织物　指医院内被隔离的感染性疾病（包括传染病、多重耐药菌感染/定植）患者使用后，或者被患者的血液、体液、分泌物（不包括汗液）和排泄物等污染的，具有潜在生物污染风险的医用织物。

（1）应遵循先洗涤后消毒的原则。首选热洗涤方法，对不耐热的感染性织物，宜在预洗环节同时进行消毒处理。

（2）对于被朊毒体、气性坏疽、突发不明原因传染病的病原菌或其他有明确规定的传染病病原菌污染的感染性织物，以及多重耐药菌感染或定植患者使用后的感染性织物，若需重复使用的话，应先消毒后洗涤。

（3）热洗涤方法：消毒温度75℃，时间≥30分钟或消毒温度80℃，时间≥10分钟或 A_0 值≥600。

（4）化学消毒方法：①被细菌繁殖体污染的感染性织物，可使用250~500mg/L的含氯消毒剂或100~250mg/L的二氧化氯消毒剂或相当剂量的其他消毒剂，洗涤消毒应不少于10分钟；也可选用煮沸消毒（100℃，时间≥15分钟）和蒸汽消毒（100℃，时间15~30分钟）等湿热消毒方法。②对已明确被气性坏疽、经血传播病原菌、突发不明原因传染病的病原菌或分枝杆菌、细菌芽孢引起的传染病污染的感染性织物，可使用2000~5000mg/L的含氯消毒剂或500~1000mg/L的二氧化氯消毒剂或相当剂量的其他消毒剂，洗涤消毒应不少于30分钟。③对已明确被朊粒病原菌污染的感染性织物，可采用10000mg/L的含氯消毒剂或1mol/L氢氧化钠溶液浸泡消毒，至少作用15分钟，确保所有的污染表面均接触到消毒剂。④对于需灭菌的织物，首选压力蒸汽灭菌。⑤消毒感染性布巾、地巾时可使用500mg/L的含氯消毒剂或250mg/L二氧化氯消毒剂或相当剂量的其他消毒剂。

（五）医疗用水消毒

1.医疗用水　指医疗机构从事诊疗活动时使用的各种水。如血液透析诊疗用水、口腔科诊疗用水、各种湿化水、内镜器械冲（清）洗用水、消毒供应中心（室）的器械（具有）冲洗及灭菌用水、外科洗手（卫生洗手）用水和各类消毒剂配制用水。

2.软式内镜清洗用水　包括自来水、纯化水、无菌水。①自来水的水质符合《生活饮用水卫生标准（GB 5749）》的规定。②纯化水应符合《生活饮用水卫生标准（GB 5749）》的规定，并应保证细菌总数不高于10CFU/100mL；生产纯化水所使用的滤膜孔径应不高于0.2μm，并定期更换。③无菌水为经过灭菌工艺处理的水。

3.消毒供应中心用水　包括自来水、热水、软水、经纯化的水的供应。①自来水的水质应符合《生活饮用水卫生标准（GB 5749）》的规定；②终末漂洗用水的电导率应不高于15μS/cm（25℃）。

4.透析用水　对微生物的要求是不超过100CFU/mL。

5.灭菌剂、皮肤黏膜消毒剂　应使用符合《中华人民共和国药典》的纯化水或无菌水的配制要求，其他消毒剂的配制用水应符合《生活饮用水卫生标准（GB 5749）》的要求。

⊕ 思考题

1.请思考：如何用超低容量喷雾器对传染病患者隔离病房的空气进行消毒？

⊕ 参考文献

1. 医院消毒卫生标准GB 15982–2012.[2023–07–07].https://std.samr.gov.cn/gb/search/gbDetailed?id=71F772D7F8AED3A7E05397BE0A0AB82A.

2. 医疗机构消毒技术规范WS/T 367–2012. [2023–07–07]. http://www.nhc.gov.cn/fzs/s7852d/201204/2a75e255894a4b28827bb996def3cf02.shtml.

3. 消毒专业名词术语WS/T 466–2014. [2023–07–07].http://www.nhc.gov.cn/fzs/s7852d/201409/01503b87d8fa4daa872e62ad38122b35.shtml.

4. 医疗机构环境表面清洁与消毒管理规范WS/T 512–2016. [2023–07–07]. http://www.nhc.gov.cn/fzs/s7852d/201701/b11cdd47e5624d698f0d1f3e25e0c9b8.shtml.

5. 软式内镜清洗消毒技术规范WS 507–2016. [2023–07–07]. http://www.nhc.gov.cn/fzs/s7852d/201701/b11cdd47e5624d698f0d1f3e25e0c9b8.shtml.

6. 医院消毒供应中心第1部分：管理规范WS 310.1–2016. [2023–07–07]. http://www.nhc.gov.cn/fzs/s7852d/201701/b11cdd47e5624d698f0d1f3e25e0c9b8.shtml.

课程视频
二维码

第二节　医院环境清洁与消毒

◉ 编写：金　波　干铁儿

一、概　述

大量的研究表明，医院内环境物体表面污染与医院感染具有明确的相关性，致病微生物可通过污染物体表面接触转移，从而造成感染传播。在医院感染暴发期间，环境物体表面对于医院感染致病菌的传播起着很明显的作用。医院感染暴发的研究发现，提高环境物体表面的清洁度在控制医院感染暴发中的作用明显，实施有效的表面消毒有助于医院感染暴发的控制。

（一）术　语

1. 清洁单元　清洁实践中应以一位患者为清洁单位，包括将邻近该例患者的诊疗区域内相关的所有设备和家具等视为一个清洁单元。该清洁单元使用过的或在该清洁单元内被污染的清洁工具（如抹布、地巾杆）应经有效处置后，方可用于下一个清洁单元。

2. 高频接触表面　被患者、医务人员或来访者的手频繁接触的环境和物体表面，如床栏、床边桌、呼叫按钮、监护仪、微泵、门把手设备开关与调节按钮等表面。

3. 环境表面　医疗机构内部的建筑装修表面，如墙、地、窗台、玻璃窗、门、卫生间台面、卫浴洁具、淋浴室隔断等表面。

4. 物体表面　用于患者诊疗和生活的设施、设备及家具的表面。

5. 清洁消毒　①清洁：消除无生命的环境表面有机物、无机物和可见污染物的过程。②消毒：采用化学或物理的方法清除或杀灭传播媒介上的病原微生物，使其达到无害化的过程。

6. 污点的清洁与消毒　对被患者的少量的血液、体液、排泄物、分泌物等感染性物质小范围污染的环境表面进行清洁与消毒处理。

（二）环境感染的风险度分类

依据是否有感染者或高度易感患者的存在和是否有潜在的被患者的血液、排泄物、分泌物等体液污染的机会，将医疗机构的环境感染风险度分为三个区域。不同的风险区域应实施不同等级的环境清洁与消毒管理，具体要求见表5-2-1。

1. 低度风险区域　这类区域基本没有患者，或患者只作短暂地停留。如，行政管理部门、图书馆、会议室、病案室等。

2.**中度风险区域** 这类区域有普通患者居住；患者的体液、血液、排泄物、分泌物对环境或物表存在潜在污染的可能性。如，普通住院病房、门诊科室、功能检查室等。

3.**高度风险区域** 有感染或定植患者居住的区域以及对高度易感患者采取保护性隔离措施的区域。如，感染性疾病科室、手术室、产房、重症监护病房、烧伤病区、导管室、腔镜室、血透中心、早产儿室、器官（干细胞）移植病房以及普通病房的隔离病房等。

二、医院环境的清洁与消毒方法

（一）管理要求

医疗机构应建立健全环境清洁工作的组织管理体系和规章制度，明确各部门和人员的职责。医疗机构应参与环境清洁质量的监督，并对环境清洁服务机构的人员开展业务指导。医疗机构指定的管理部门负责对环境清洁服务机构进行监管，并协调本单位日常清洁与突发应急事件的消毒。医务人员应负责使用中的诊疗设备与仪器的日常清洁与消毒工作；应指导环境清洁人员对诊疗设备与仪器等进行清洁、消毒。医疗机构开展内部建筑修缮与装饰时，应建立有医院感染控制人员参与的综合小组，对施工相关区域的环境污染风险进行评估，提出有效、可行的干预措施，指导施工单位做好施工区域的隔断防护，并监督措施落实的全过程。医疗机构应对清洁与消毒质量进行审核，并将结果及时反馈给相关部门与人员，促进清洁与消毒质量的持续改进。

承担医疗机构环境清洁服务的机构或部门，应符合以下要求：建立完善的环境清洁质量管理体系，在环境清洁服务的合同中充分体现环境清洁对医院感染预防与控制的重要性；基于医疗机构的诊疗服务特点和环境污染的风险等级，建立健全质量管理文件、程序性文件和作业指导书。开展清洁与消毒的质量审核，并将结果及时报告至院方；应对所有的环境清洁服务人员开展上岗培训和定期培训。培训内容应包括医院感染预防的基本知识与基本技能。

（二）清洁与消毒的原则

应遵循先清洁再消毒的原则，采取湿式卫生的清洁方式。根据风险等级和清洁等级的要求制定标准化操作规程，内容应包括清洁与消毒的工作流程，作业时间和频率，使用的清洁剂与消毒剂的名称、配制浓度、作用时间以及更换频率等。应根据环境表面和污染程度选择适宜的清洁剂。对于有明确病原菌污染的环境表面，应根据病原菌的抗力选择有效的消毒剂。环境表面常用的消毒方法见表5-2-2，消毒产品的使用按照其使用说明书执行。无明显污染时可采用消毒湿巾进行清洁与消毒。清洁病房或诊疗区域时，应有序进行，由上而下，由里到外，由轻度污染到重度污染；对于有多名患者共同居住的病房，应遵循清洁单元化操作。对高频接触、易污染、难清洁与消毒的表面，可采取屏障保护措施，用于屏障保护的覆盖物（如塑料薄膜、铝箔等）实行一用一更换。对精密仪器设备表面进行清洁与消毒时，应参考仪器设备说明书，关注清洁剂与消毒剂的兼容性，选择适合的清洁与消毒产品。在诊疗过程中发生患者的体液、血液等污染时，应随时进行污点清洁与消毒；对于被患者的体液、血液、排泄物、分泌物等污染的环境表面，应先采用可吸附的材料将其清除，再根据污染的病原菌的特点选用适宜的消毒剂进行消毒。实施清洁与消毒时应做好个人防护，环境清洁人员的个人防护用品的选择见表5-2-3。工作结束时应做好手卫生与人员卫生处理。

（三）终末清洁与消毒

患者出院、转院、转病区（房）或死亡后，应对其诊疗区域内相关的所有的设备仪器、家具和使用的卫生盥洗间等彻底进行清洁和消毒。应根据环境感染危险度分类和环境卫生等级管理要求，制定不同区域和病房的终末清洁与消毒的标准化操作规程。终末清洁与消毒时，应对目标进行分解后，再开展清洁与消毒实践，如病床的终末清洁与消毒前，应先撤除所有的床上用品，然后对裸露的床架由上而下彻底进行清洁与消毒；如床头柜的终末清洁与消毒，先对抽屉逐个清空其内部物品后，再由里到外、由上而下进行清洁与消毒。推荐将可移动的设备仪器和家具搬运至指定的房间（或区域）内再实施终末清洁与消毒。

对于疑似或确诊传染病、多重耐药菌、死亡患者的清洁单元，先行床单位消毒，再行环境表面清洁与消毒；遇到呼吸道传播疾病时应先进行空气消毒，再进行环境和物表消毒；对于普通患者的清洁单元，先行环境表面清洁与消毒，再行床单位消毒。

床单位终末消毒视频二维码

（四）强化清洁与消毒

强化消毒时应增加清洁与消毒的频次，并根据病原菌的类型来选择合适的消毒剂。环境表面常用的消毒剂杀灭微生物的效果见表5-2-4。发生下列情况时实施强化清洁与消毒：发生感染（疑似）暴发；在环境表面检出多重耐药菌、传染性疾病等病原菌。

（五）清洁与消毒的注意事项

湿式打扫，避免扬尘；不宜使用高水平消毒剂进行环境表面消毒；不宜在病区内常规喷洒消毒；及时清洁和清除溅出的血液与其他有潜在感染性的物质；对于被患者的血液和其他感染性物质污染的区域，应选择中等水平以上的消毒方法；消毒剂要现配现用；不得使用消毒剂清洁、消毒有患儿使用的婴儿摇篮车与保温箱；对于高频接触表面，需要更加频繁地进行清洁与消毒；医疗设备使用后应对其立即清洁与消毒。

表5-2-1 不同等级的风险区域的日常清洁与消毒管理

风险等级	环境清洁的登记分类	方式	频率/（次/天）	标准
低度感染危险区域	清洁级	湿式卫生	1~2	要求区域内环境干净、干燥、无尘、无污垢、无碎屑、无异味等
中度感染危险区域	卫生级	湿式卫生，可采用清洁剂辅助清洁	2	要求区域内环境表面的菌落总数≤10CFU/cm²，或自然菌减少1个对数值以上
高度感染危险区域	消毒级	湿式卫生，可采用清洁剂辅助清洁	≥2	要求区域内环境表面的菌落总数符合GB15982要求
		高频接触环境表面，实施中、低水平消毒	≥2	

注：各类风险区域的环境表面一旦发生患者的体液、血液、排泄物、分泌物等污染时，应立即实施污点清洁与消毒。凡开展侵入性操作、吸痰等高度危险诊疗活动结束后，应立即实施环境清洁与消毒。在明确有病原菌污染时，可参考WS/T367提供的方法进行消毒。

表5-2-2 环境表面常用的消毒方法

消毒产品	使用浓度（有效成分）	作用时间	使用方法	使用范围	注意事项
含氯消毒剂	400~700mg/L	>10分钟	擦拭、拖地	细菌繁殖体、结核分枝杆菌、真菌、亲脂类病毒	对人体有刺激作用；对金属有腐蚀作用；对织物、皮草类有漂白作用；有机物污染对其杀菌效果的影响很大
	2000~5000mg/L	>30分钟	擦拭、拖地	所有的细菌（含芽孢）、真菌、病毒	
二氧化氯	100~250mg/L	30分钟	擦拭、拖地	细菌繁殖体、结核分枝杆菌、真菌、亲脂类病毒	对金属有腐蚀作用；有机物污染对其杀菌效果影响很大
	500~1000mg/L	30分钟	擦拭、拖地	所有的细菌（含芽孢）、真菌、病毒	
过氧乙酸	1000~2000mg/L	30分钟	擦拭	所有的细菌（含芽孢）、真菌、病毒	对人体有刺激作用；对金属有腐蚀作用；对织物、皮草类有漂白作用
过氧化氢	3%	30分钟	擦拭	所有的细菌（含芽孢）、真菌、病毒	对人体有刺激作用；对金属有腐蚀作用；对织物、皮草类有漂白作用

续表

消毒产品	使用浓度（有效成分）	作用时间	使用方法	使用范围	注意事项
碘伏	0.2%~0.5%	5分钟	擦拭	除芽孢外的细菌、真菌、病毒	主要用于采样瓶和部分医疗器械的表面消毒；对二价金属有腐蚀性；不能用于消毒硅胶导尿管
醇类	70%~80%	3分钟	擦拭	细菌繁殖体、结核分枝杆菌、真菌、亲脂类病毒	易挥发、易燃、不宜大面积使用
季铵盐类消毒剂	1000~2000mg/L	15~30分钟	擦拭、拖地	细菌繁殖体、真菌、亲脂类病毒	不宜与阴离子表面活性剂，如皂液、洗衣粉等合用
自动化过氧化氢喷雾消毒器	按产品说明书使用	按产品说明书使用	喷雾	环境表面耐药菌等病原微生物的污染	有人的情况下不得使用
紫外线辐照	按产品说明书使用	按产品说明书使用	照射	环境表面耐药菌等病原微生物的污染	有人的情况下不得使用
消毒湿巾	按产品说明书使用	按产品说明书使用	擦拭	依据病原微生物的特点选择消毒剂，按产品说明书使用	日常消毒；湿巾遇污染或擦拭时无水迹时，应被丢弃

表5-2-3　环境清洁人员的个人防护用品的选择

风险等级	工作服	手套	专用鞋/鞋套	口罩	帽子	隔离衣/防水围裙	护目镜/面罩
低度风险区域	+	±	±	−	−	−	−
中度风险区域	+	+	±	+	±	−	−
高度风险区域	+	+	+/±	++/+	+	±	±

注："++"表示应使用N95口罩，"+"表示应使用，"±"表示可使用或按该区域的个人防护要求使用，"−"表示可以不使用。处理患者的体液、血液、排泄物、分泌物等污染物，以及医疗废物和消毒液配制时，应佩戴上述所有的个人防护物品。

表5-2-4 环境表面常用的消毒剂杀灭微生物的效果

消毒剂	消毒水平	细菌			真菌	病毒	
		繁殖体	结核分枝杆菌	芽孢		亲脂类（有包膜）	亲水类（无包膜）
含氯消毒剂	高水平	+	+	+	+	+	+
二氧化氯	高水平	+	+	+	+	+	+
过氧乙酸	高水平	+	+	+	+	+	+
过氧化氢	高水平	+	+	+	+	+	+
碘类	中水平	+	+	−	+	+	+
醇类	中水平	+	+	−	+	+	−
季铵盐类 [a]	低水平	+	−	−	+	+	−

注："+"表示正确使用时，正常浓度的化学消毒剂可以达到杀灭微生物的效果。"−"表示较弱的杀灭作用或没有杀灭效果。a 表示部分双长链季铵盐类为中效消毒剂。

三、清洁工具的使用

（一）清洁工具的使用注意事项

宜使用微细纤维材料的擦拭布巾和地巾进行环境清洁与消毒。对于清洁工具，应分区使用，实行颜色标记以便于管理。使用过程中不应将使用后或污染的擦拭布巾或地巾重复浸泡至清洁用水、使用中的清洁剂和消毒剂内。

（二）清洁工具的复用

医疗机构宜按病区或科室的规模设立清洁工具复用处理的房间，其房间应具备相应的处理设施和储存条件。使用清洁工具后应对其及时清洁与消毒，干燥保存。其复用处理方式包括手工清洗和机械清洗。有条件的医疗机构宜采用机械清洗、热力消毒、机械干燥、装箱备用的处理流程。

思考题

1.请思考：患者若有多重耐药菌感染，该如何进行终末消毒？
2.请思考：高度风险区域环境清洁人员的个人防护用品如何选择？

🛡 参考文献

1.倪小平，胡必杰．中国医院环境感染控制实践与进展.中华医院感染学杂志,2012,22（12）:2702-2710.

2.医疗机构环境表面清洁与消毒管理规范WS/T512-2016. [2023-07-07].http://www.nhc.gov.cn/fzs/s7852d/201701/b11cdd47e5624d698f0d1f3e25e0c9b8.shtml.

第六章 医院感染监测

课程视频
二维码

第一节 医院感染病例监测

◉ 编写：丁黎敏

一、概 述

医院感染直接影响医疗质量和患者安全，是现代医院管理的难题和面临的重要挑战。医院感染病例监测数据直接反映医疗质量的重要问题，是医疗质量监控的重要指标。医院应建立有效的医院感染监测与通报制度，及时诊断医院感染病例，分析发生医院感染的危险因素，采取针对性的预防与控制措施，并应将医院感染病例监测控制质量纳入医疗质量管理考核体系。

医院感染病例监测是指长期、系统、连续地收集、分析医院感染在一定人群中的发生、分布及其影响因素，并将监测结果报送和反馈给有关部门与科室，为医院感染的预防、控制和管理提供科学依据。根据监测范围，分为全院综合性监测和目标性监测。

二、全院综合性监测

全院综合性监测是指连续不断地对所有临床科室的全部住院患者和医务人员进行医院感染及其有关危险因素的监测。

（一）监测对象

监测对象为临床科室的全部住院患者和医务人员发生医院感染的情况。

（二）医院感染的定义

医院感染是指住院患者在医院内获得的感染，包括在住院期间发生的感染和在医院内获得出院后发生的感染，但不包括入院前已开始或者入院时已处于潜伏期的感染。医院工作人员在医院内获得的感染也属于医院感染。

（三）计算公式

1.医院感染发病（例次）率

医院感染发病（例次）率是指在指定时间段内住院患者中新发医院感染（例次）的比例。

医院感染发病（例次）率=指定时间段内医院感染新发病例（例次）数/同期住院患者总数×100%。

2.医院感染日发病率

医院感染日发病率是指单位住院时间内住院患者新发医院感染的频率。

注1：表示累计暴露时间内的发病密度。

注2：单位住院时间通常用1 000个患者住院日表示。

医院感染日发病（例次）率=指定时间段内医院感染新发病例（例次）数/同期住院患者住院总日数×1000‰。

3.医院感染现患（例次）率

医院感染现患（例次）率是指指定时间段或时间点住院患者（应去除住院时间不满48小时的患者）中，医院感染患者（例次）数占同期住院患者总数的比例，调查应每年至少开展一次。

医院感染现患（例次）率=指定时间段内存在的医院感染（例次）数/同期实际调查的住院患者人数×100%。

4.医院感染病例漏报率

医院感染病例漏报率是发生医院感染未报告的病例数占同期实际发生医院感染病例数的比例，了解医院感染发病率监测的执行情况。

漏报率=（指定时间段内实际发生医院感染病例数-同期报告的医院感染病例数）/同期实际发生医院感染病例总数×100%。

三、目标性监测

目标性监测是指针对高风险人群、高发感染部位、高感染风险部门等开展的医院感染及其危险因素的监测，如重症监护病房医院感染监测、新生儿病房医院感染监测、手术部位感染监测、细菌耐药性监测与临床抗菌药物使用监测、血液透析相关感染监测等。器械相关感染也是医疗机构常规纳入目标性监测的感染，主要包括血管导管相关血流感染、导尿管相关尿路感染、呼吸机相关肺炎。

（一）手术部位感染的目标性监测

1.监测对象

监测对象为所有进行监测手术的日间手术、择期手术和急诊手术患者。

2.手术部位感染的定义

手术部位感染指无植入物手术后30天内或有植入物的手术后1年内发生的手术相关感染。

（1）表浅手术切口感染：仅限于切口涉及的皮肤和皮下组织，感染发生于术后30天内。

（2）深部手术切口感染：指无植入物手术后30天内以及有植入物（如人工心脏瓣膜、人造血管、机械心脏、人工关节等）术后1年内发生的与手术有关并涉及切口深部软组织（深筋膜和肌肉）的感染。

（3）器官（或腔隙）感染：指无植入物手术后30天以及有植入物手术后1年内发生的与手术有关（除皮肤、皮下、深筋膜和肌肉以外）的器官或腔隙感染。

3.计算方式

手术部位感染发病率=指定时间内某种手术患者的手术部位感染数/指定时间内某种手术患者数×100%。

注：可根据手术的不同切口的类型、不同的手术医生、不同的风险指数（对手术患者进行风险因素评分）进行手术部位感染发病率的分类统计。

（二）器械相关感染的目标性监测

1.监测对象

使用人工气道（气管插管或气管切开）并接受机械通气、留置中央静脉导管、留置导尿管的患者发生相关感染的情况。

2.器械相关感染的定义

①呼吸机相关肺炎：是指患者建立人工气道（气管插管或切开）并接受机械通气48小时后出现的肺炎，包括48小时内曾经使用人工气道进行机械通气的患者发生的肺炎。②血管导管相关血流感染：是指带有血管内导管或者拔除血管内导管48小时内的患者出现菌血症或真菌血症，并伴有发热（＞38℃）、寒战或低血压等感染表现，除血管内导管外没有其他明确的感染源。③导尿管相关尿路感染：是指患者留置导尿管后，或者拔除导尿管48小时内发生的泌尿道感染。

3.计算公式

器械相关感染的发病率以例/千日（‰）表示。

（1）呼吸机相关肺炎感染发病率=指定时间段内使用有创呼吸机发生呼吸机相关肺炎人数/同期患者使用有创呼吸机总日数×1000‰。

（2）中心静脉导管相关血流感染发病率=指定时间段内中心静脉插管相关血流感染人数/同期患者中心静脉插管总日数×1000‰。

（3）导尿管相关尿路感染发病率=指定时间段内导尿管相关尿路感染人数/同期患者留置导尿管总日数×1000‰。

（三）细菌耐药性监测

1. 监测对象

监测对象为临床标本分离的病原菌。

2. 监测内容

临床分离细菌耐药性的发生情况，包括临床上一些重要的耐药细菌的分离率，如耐碳青霉烯肠杆菌（CRE）[重点监测耐碳青霉烯肺炎克雷伯菌（CRKP）及耐碳青霉烯大肠埃希菌（CREC）]、耐碳青霉烯鲍曼不动杆菌（CRAB）、耐碳青霉烯铜绿假单胞菌（CRPA）、耐甲氧西林金黄色葡萄球菌（MRSA）、耐万古霉素肠球菌（VRE）等。

总之，医院感染监测的目的是揭示医院感染的发生、发展规律及医院感染管理的现状，为控制医院感染提供依据、方向和途径，最终是为了控制感染。医院需将监测结果定期统计、分析及反馈给相应的临床科室及部门，观察动态变化趋势，及时分析、评价干预措施的效果。

✚ 思考题

1. 请思考：医院感染病例监测的意义有哪些？
2. 请思考：医院感染病例监测的内容有哪些？

✚ 参考文献

1. 医院感染监测标准WS/T 312—2023.[2023-10-20]. http://www.nhc.gov.cn/fzs/s7852d/202309/bc21f0332bc94d4995f58dc0d8c2073a.shtml.

2. 付强，刘运喜，霍瑞，等.医院感染监测基本数据集及质量控制指标集实施指南.北京：人民卫生出版社，2021.

3. 医院感染预防与控制评价规范WS/T 592-2018. [2023-07-07].http://www.nhc.gov.cn/fzs/s7852d/201805/aa8f72f1e0fe4d93bc2a69688d6625f3.shtml.

4. 医院感染诊断标准（试行）. [2023-07-07].http://www.nhc.gov.cn/yzygj/s3593/200804/e19e4448378643a09913ccf2a055c79d.shtml.

5. 医院感染预防与控制标准操作规程.2版.上海：上海科学技术出版社，2019.

课程视频
二维码

第二节　医院感染暴发监测和处置

◉编写：丁黎敏

一、概　述

医疗机构的医院感染暴发严重影响患者的医疗与健康安全，且危害性较大。有效预防及控制该事件的发生，最大程度地降低危害，保障医患安全，是医疗机构开展各工作的核心内容之一。

1.**医院感染暴发**　是指在医疗机构或其科室的患者中，短时间内发生3例以上同种同源感染病例的现象。

2.**疑似医院感染暴发**　是指在医疗机构或其科室的患者中，短时间内出现3例以上临床症候群相似、怀疑有共同感染源的感染病例的现象；或者3例以上怀疑有共同感染源或有共同感染途径的感染病例的现象。

3.**医院感染聚集**　是指在医疗机构或其科室的患者中，短时间内发生医院感染病例增多，并超过历年散发发病率水平的现象。

4.**医院感染假暴发**　是指疑似医院感染暴发，但通过调查排除暴发，而是由于标本污染、监测方法改变等因素导致的同类感染或非感染病例短时间内增多的现象。

二、医院感染暴发的处置

医疗机构发现疑似医院感染暴发时，应遵循"边救治、边调查、边控制、妥善处置"的基本原则，分析感染源、感染途径，及时采取有效的控制措施，积极实施医疗救治，控制传染源，切断传播途径，并及时开展或协助相关部门开展现场流行病学调查、环境卫生学检测以及有关标本采集、病原学检测等工作。按照《医院感染管理办法》《医院感染暴发报告及处置管理规范》的要求，按时限上报。

（一）医院感染暴发的报告

医院感染暴发的报告范围，包括疑似医院感染暴发和医院感染暴发。医疗机构应建立医院感染暴发报告责任制，明确法定代表人或主要负责人为第一责任人，明确医院感染管理委员会、医院感染管理部门及各相关部门在医院感染暴发报告及处置工作中的职责。

1.**院内报告**　①临床科室或微生物室发现医院感染暴发或疑似暴发后，应及时报告给医院感染管理部门。②医院感染管理部门应尽快赴现场进行确认，并开展初步调查。③医院感染管理部门初步证实存在暴发后，应立即向分管院领导报告，根据暴发事件的级别提出是否启动应急处理措施的建议。④分管院领导接到汇报后，应迅速组织医院应急领导小组，决定是否成立应急指挥部。⑤应急指挥部对暴发事件进行评估，根据评估结果，督促落实应急处置措施，并评估应急处置的效果。

2. **院外报告** 经应急领导小组批准后，由医院感染管理部门按照暴发事件的分级，实行分类报告。医院感染暴发报告管理遵循属地管理、分级报告的原则。报告包括初次报告和订正报告。订正报告应在暴发终止后1周内完成。如果医院感染暴发为突发公共卫生事件，应按照《突发公共卫生事件应急条例》处理。

（1）医疗机构发生以下情形时，应于12小时内向所在地的县级地方人民政府卫生行政部门报告，并同时向所在地的疾病预防控制机构报告。

1）3例以上的医院感染暴发；

2）5例以上的疑似医院感染暴发；

3）由于医院感染暴发直接导致患者死亡；

4）由于医院感染暴发导致3人以上人身损害的后果。

（2）医疗机构发生以下情形时，应当按照《国家突发公共卫生事件相关信息报告管理工作规范（试行）》的要求，在2小时内进行报告。

1）10例以上的医院感染暴发事件；

2）发生特殊病原菌[①]或者新发病原菌的医院感染；

3）可能造成重大公共影响或者严重后果的医院感染。

（二）医院感染暴发的处置

发现感染病例的临床科室或微生物室应该在发现疑似暴发后，及时报告给医院感染管理部门。医院感染管理部门进行初步调查来排除假暴发及初步证实暴发之后，应立即开启调查处置程序。在调查的同时，采取初步控制措施。

1. **流行病学调查** 流行病学调查需要付出大量的人力、物力和时间，它是医院感染暴发处置过程中必不可少的环节。通过流行病学调查才能确定是不是暴发、暴发是如何发生的、需要采取哪些干预措施、已采取的措施是否有效，同时为今后避免类似事件发生、完善公共卫生制度和策略提供依据。

（1）初步调查核实

1）初步了解现场的基本信息，包括发病地点、发病人数、发病人群特征、起始及持续时间、可疑感染源、可疑感染病原菌、可疑传播方式或途径、事件的严重程度等，做好调查人员及物资准备。

---

① 特殊病原菌的医院感染：指发生甲类传染病或依照甲类传染病管理的乙类传染病的医院感染。

2）分析医院感染聚集性病例的发病特点，计算怀疑医院感染暴发阶段的感染发病率，与同期及前期比较，确认医院感染暴发的存在。①与疑似医院感染暴发前相比，发病率升高明显并且具有统计学意义，或医院感染聚集性病例存在流行病学关联，则可确认医院感染暴发，此时应开展进一步的调查。疾病的流行程度未达到医院感染暴发水平，但疾病危害大、可能造成严重影响、具有潜在的传播危险时，仍应开展进一步的调查。②应排除因实验室检测方法或医院感染监测系统的监测方法等的改变而造成的医院感染假暴发。

3）结合病例的临床症状、体征及实验室检查，核实病例诊断，开展预调查，明确致病因子的类型（细菌、病毒或其他因素）。

（2）病例搜索调查

1）确定调查范围和病例定义，内容包括时间、地点、人群分布特征、流行病学史、临床表现和（或）实验室检查结果等。对病例的定义可进行修正；病例搜索时，可侧重灵敏性；确定病因时，可侧重特异性。

2）通过查阅病历资料、实验室检查结果等各种信息化监测资料以及临床访谈、报告等进行病例搜索。

3）开展病例个案调查，获得病例的发病经过、诊治过程等详细信息。个案调查内容一般包括基本信息、临床资料、流行病学资料。

4）开展环境卫生学检测以及有关的标本采集、病原学检查等工作。

（3）暴发原因的分析

1）对病例发生的时间、地点及人群特征进行分析。

2）综合分析临床、实验室及流行病学特征，结合类似医院感染发病的相关知识与经验，可采取分析流行病学（如病例对照研究、队列研究、现场实验研究）和分子流行病学的研究方法，分析暴发的原因，推测可能的感染源、感染途径或感染因素等。

2.感染控制和预防措施 医院发生（疑似）医院感染暴发时，应当及时采取有效的感染控制和预防措施，控制感染源，切断传播途径，积极实施医疗救治，保障医疗安全，切不可为了调查而延误救治。

（1）开展医疗救治：①积极救治感染患者，对其他可能的感染患者要做到早发现、早诊断、早隔离、早治疗，做好消毒隔离的工作。②对与感染患者密切接触的其他患者、医院工作人员、陪护人员、探视人员等进行医学观察，观察至该病的最长潜伏期或无新发感染病例出现为止。③对免疫功能低下、有严重疾病或有多种基础疾病的患者应采取保护性隔离措施，在需要的情况下可实施特异性预防保护措施，如接种疫苗、预防性用药等。医务人员也应按照相关要求做好个人防护。④必要时可采取封闭病区、暂停接诊新患者或暂停某种诊疗操作的措施。

（2）落实防控措施：①根据发生医院感染暴发的特点，采取相应的经验性预防控制措施，切断其传播途径，如消毒、隔离、个人防护、手卫生、医疗废物处理等，防止进一步交叉感染和污染扩大；②停止使用可疑污染的物品，或经严格消毒与灭菌处理及检测合格后方能使用；③预防控制措施应根据调查结果及新发病例的情况进行及时调整，最大限度地控制和预防疾病的蔓延，减轻因感染造成的损失。

3.控制措施的效果评价 ①1周内不继续发生新发同类感染病例，或发病率恢复到医院感染暴发前的平均水平，说明已采取的控制措施有效。②若医院感染新发感染病例持续发生，应分析控制措施无效的原因，评估可能导致感染暴发的其他的危险因素，并调整控制措施，如暂时关闭发生暴发的部门或区域，停止接收新入院的患者；对现住院患者应采取针对性的防控措施。对于情况特别严重的，应自行采取或报其主管卫生行政部门后采取停止接诊的措施。

4.总结与报告 医院感染暴发被控制后，根据《医院感染暴发报告及处置管理规范》进行总结与报告，总结经验，制定防范措施。

⊕ 思考题

1.请思考：医院感染暴发、疑似医院感染暴发的定义分别是什么？

2.请思考：医院感染暴发的处置流程是什么？

⊕ 参考文献

1. 医院感染暴发控制指南WST 524-2016. [2023-07-07].http://www.nhc.gov.cn/fzs/s7852d/201609/f3fada81c1cb454b96d2d4391ba73e9a.shtml.

2. 中华人民共和国卫生部.医院感染暴发报告及处置管理规范. [2023-07-07]. http://www.nhc.gov.cn/bgt/s9511/200907/d5c70da4907e416abd06c2e36e2c5dba.shtml.

3. 胡必杰，高晓东，韩玲样，等.医院感染预防与控制标准操作规程.2版.上海：上海科学技术出版社，2019.

4. 中华人民共和国卫生部.医院感染管理办法. [2023-07-07].http://www.nhc.gov.cn/fzs/s3576/200804/29720ef16e5542d4883feffabb89c5b5.shtml.

第三节　器械清洗、消毒及灭菌效果监测

● 编写：余旭霞

根据《医院消毒供应中心第3部分：清洗消毒及灭菌效果监测标准（WS310.3）》的要求，医院和为医院提供消毒灭菌服务的消毒服务机构应进行器械清洗、消毒及灭菌效果监测。其目的是希望能及时发现医院器械清洗、消毒、灭菌中造成医院感染的隐患，减少医院感染的发生。

一、通用要求

监测内容包括清洗质量、消毒质量及灭菌质量。对于监测不合格的，不应继续使用，应分析原因并整改，直到监测合格，方可使用。除此之外，还应定期对医用清洗剂、消毒剂、清洗用水、医用润滑剂、包装材料等进行质量检查，检查结果应符合相关要求；应进行监测材料卫生安全评价报告及有效期等检查，检查结果应符合要求；应遵循设备生产厂家的使用说明或指导手册，对清洗消毒器、封口机、灭菌器定期进行预防性维护与保养、日常清洁和检查。

二、清洗质量监测

（一）日常监测

在检查包装时进行，应目测和（或）借助带光源的放大镜检查。清洗后的器材表面及其关节、齿牙应光洁，无血渍、污渍、水垢等残留物质和锈斑。

（二）定期抽查

每月应至少随机抽查3~5个待灭菌包内全部物品的清洗质量，检查的内容同日常监测，并记录监测结果。

（三）清洗效果评价

可定期采用ATP[①]等定量检测的方法，对诊疗器材、器具和物品的清洗效果进行评价。

---

① 指腺苷三磷酸。

三、消毒质量监测

（一）湿热消毒

应监测、记录每次消毒的温度与时间或 A_0 值。监测结果应符合《医院消毒供应中心第2部分：清洗消毒及灭菌技术操作规范》的要求。应每年检测清洗消毒器的温度、时间等主要的性能参数。结果应符合生产厂家的使用说明或指导手册的要求。

（二）化学消毒

应根据消毒剂的种类特点，定期监测消毒剂的浓度、消毒时间和消毒时的温度并记录，结果应符合该消毒剂的规定。使用中的消毒液的有效成分应按照《消毒技术规范》和产品说明书进行监测。对于连续使用的，应在每天使用前监测有效浓度。

（三）消毒效果评价

对于消毒后直接使用的物品，应每季度进行监测，监测方法及监测结果应符合GB15982的要求。每次检测3~5件有代表性的物品。

1.内镜

（1）有管腔内镜。取消毒干燥后的内镜，采用无菌注射器抽取50mL含相应中和剂的洗脱液，从活检口缓慢注入冲洗内镜管路，并用无菌杯收集全部的洗脱液。

内镜采样视频
二维码

（2）无管腔内镜。采样部位为内镜的表面，用浸有洗脱液的棉拭子涂擦内镜的表面，将去除棉拭子手接触的部分投入含50mL洗脱液的管中。

（3）检测时采用倾注法和过滤法。①倾注法：将洗脱液充分混匀，取洗脱液1.0mL接种于平皿，将冷至40℃~45℃的熔化营养琼脂培养基每皿倾注15~20mL。置36℃±1℃恒温箱培养48小时，计数菌落数。②过滤法：将剩余的洗脱液在无菌条件下采用滤膜（滤膜孔径0.45μm）过滤浓缩，用无菌镊子将滤膜移到普通营养琼脂平皿上（菌面朝上），移动滤膜来保证滤膜与平皿之间无气泡，置36℃±1℃恒温箱培养48小时，计数菌落数。

当滤膜法可计数时：菌落总数（CFU/件）=平皿菌落数（CFU/皿）+滤膜上菌落数（CFU/滤膜）

当滤膜法不可计数时：菌落总数（CFU/件）=平皿菌落数（CFU/皿）×50。

消毒合格标准：菌落总数≤20CFU/件，不得检出致病性微生物。

2.器材（除内镜）

（1）可整件放入中和剂试管的器材。消毒干燥后将其直接浸入含相应中和剂的采样液试管中，充分震荡，用无菌镊子取出器材后保留震荡后的采样液。

器械采样
（以火罐为例）
视频二维码

（2）可用破坏性取样的器材。消毒干燥后称取1~10g样品，将其浸入含相应中和剂的采样液试管中，充分震荡，保留震荡后的采样液。

（3）其他器材。同环境物体表面采样，详见第六章第四节。标本检测可采用倾注法、涂布法或过滤法。

中度危险性医疗器材的菌落总数应不高于20CFU/件（CFU/g或CFU/100cm^2），不得检出致病性微生物。低度危险性医疗器材的菌落总数应不高于200CFU/件（CFU/g或CFU/100cm^2），不得检出致病性微生物。

3.消毒液染菌量监测

对于使用中的消毒液，吸取1mL在用消毒液，加入9mL含相应中和剂的采用液试管中，混匀。用倾注法或过滤法检测，置36℃±1℃恒温箱培养72小时，计数菌落数，并检查是否有霉菌生长。

使用中的消毒
液采样视频
二维码

使用中的灭菌用消毒液应无菌生长；使用中的皮肤黏膜消毒液的染菌量≤10CFU/mL，不得检出金黄色葡萄球菌、铜绿假单胞菌、乙型溶血性链球菌；其他使用中的消毒液的染菌量≤100CFU/mL，不得检出致病性微生物。

四、灭菌质量监测

对灭菌质量采用物理监测法、化学监测法和生物监测法。监测结果应符合相关要求。

不得发放物理监测不合格的灭菌物品。不得发放包外化学监测不合格的灭菌物品，不得使用包内化学监测不合格的灭菌物品和湿包。并应分析原因进行改进，直至监测结果符合要求。

生物监测不合格时，应尽快召回上次生物监测合格以来所有尚未使用的灭菌物品，重新处理，并应分析不合格的原因，改进后，生物监测连续3次合格后方可使用。对于植入物的灭菌，应每批次进行生物监测。生物监测合格后，方可发放。使用特定的灭菌程序灭菌时，应使用相应的指示物进行监测。按照灭菌装载物品的种类，可选择具有代表性的灭菌过程验证装置（process challenge device，PCD）进行灭菌效果的监测。对外来医疗器械、植入物、硬质容器、超大超重包进行灭菌时，应遵循厂家提供的灭菌参数，首次灭菌时对灭菌参数和有效性进行测试，并进行湿包检查。

（一）压力蒸汽灭菌效果监测

1. 物理监测法

（1）日常监测。每次灭菌时应连续监测并记录灭菌时的温度、压力和时间等灭菌参数。灭菌温度的波动范围在+3℃内，时间满足最低灭菌时间的要求，同时应记录所有临界点的时间、温度与压力值，结果应符合灭菌要求。

（2）定期监测。应每年用温度、压力检测仪监测温度、压力和时间等参数，将检测仪的探头放置于最难灭菌的部位。

2. 化学监测法

化学监测法应进行包外、包内化学指示物监测，根据灭菌前后化学指示物的颜色或形态等变化，判定是否达到灭菌合格的要求。具体要求为灭菌包包外应有化学指示物，在高度危险性物品包内应放置包内化学指示物，将其置于最难灭菌的部位。如果透过包装材料可直接观察包内化学指示物的颜色变化，则不必放置包外化学指示物。采用快速程序灭菌时，也应进行化学监测；直接将一片包内化学指示物置于待灭菌物品旁边进行化学监测。

3. 生物监测法

应每周监测至少1次。标准生物监测包的做法为将嗜热脂肪杆菌芽生物指示物置于标准测试包的中心部位。标准生物监测包由16条41cm×66cm的全棉手术巾制成，即将每条手术巾的长边先折成3层，将其短边折成2层，然后叠放，制成23cm×23cm×15cm、1.5kg的标准监测包。生物PCD为含一次性标准生物监测包，对满载灭菌器的灭菌质量进行生物监测。将标准生物监测包或生物PCD置于灭菌器排气口的上方或生产厂家建议的灭菌器内最难灭菌的部位，经过1个灭菌周期后，应在无菌条件下将芽孢菌片接种到含10mL溴甲酚紫葡萄糖蛋白胨水培养基的无菌试管中，经56℃±2℃培养7天，检测时以培养基作为阴性对照，以加入芽孢菌片的培养基作为阳性对照，观察培养结果。阳性对照组培养阳性，阴性对照组培养阴性，试验组培养阴性，判定为灭菌合格。阳性对照组培养阳性，阴性对照组培养阴性，试验组培养阳性，则灭菌不合格；同时，应进一步鉴定试验组阳性的细菌是否为指示菌或是由污染所致。

4. B-D测试

预真空（包括脉动真空）压力蒸汽灭菌器应每日开始灭菌运行前空载从而进行B-D测试。B-D测试合格后，方可使用灭菌器。B-D测试失败时，应及时查找原因并进行改进。监测合格后，方可使用灭菌器。

5. 灭菌器新安装、移位和大修后的监测

灭菌器新安装、移位和大修后应进行物理监测、化学监测和生物监测。物理监测、化学监测通过后，生物监测时应空载连续监测3次合格后方可使用灭菌器。对于小型压力蒸汽灭菌器，生物监测时应满载连续监测3次合格后方可使用灭菌器。对于预真空（包括脉

动真空）压力蒸汽灭菌器，应进行 B-D 测试并重复3次，连续监测合格后，方可使用灭菌器。

（二）低温灭菌效果监测

低温灭菌器新安装、移位、大修、灭菌失败、包装材料或被灭菌物品改变时，应对灭菌效果进行重新评价，包括采用物理监测法、化学监测法和生物监测法进行监测（重复3次）。监测合格后，方可使用灭菌器。

1.环氧乙烷灭菌的监测

（1）物理监测法：每次灭菌时应监测并记录灭菌时的温度、压力、时间和相对湿度等灭菌参数。灭菌参数应符合灭菌器的使用说明或操作手册的要求。

（2）化学监测法：每个灭菌物品包外应使用包外化学指示物，作为灭菌过程的标志，在每包内最难灭菌的位置放置包内化学指示物，通过观察其颜色变化，判定其是否达到灭菌合格的要求。

（3）生物监测法：对每个灭菌批次应进行生物监测。取一个20mL无菌注射器，去掉针头，拔出针栓，将枯草杆菌黑色变种芽孢生物指示物放入针筒内，带孔的塑料帽应朝向针头处，再将注射器的针栓插回针筒（注意不要碰及生物指示物），之后用一条全棉小毛巾两层包裹，置于纸塑包装袋中，封装。将生物监测包置于灭菌器最难灭菌的部位（所有装载灭菌包的中心部位）。灭菌周期结束后应立即将生物监测包从被灭菌物品中取出。在无菌条件下将芽孢菌片接种到含5mL胰蛋白胨大豆肉汤培养基（trypticase soy broth，TSB）的无菌试管中，在36℃±1℃中培养48小时，观察初步结果，无菌生长管继续培养至第7日。检测时以培养基作为阴性对照（自含式生物指示物不用设阴性对照），以加入芽孢菌片的培养基为阳性对照。阳性对照组培养阳性，阴性对照组培养阴性，试验组培养阴性，判定为灭菌合格。阳性对照组培养阳性，阴性对照组培养阴性，试验组培养阳性，则灭菌不合格；同时，应进一步鉴定试验组阳性的细菌是否为指示菌或是由污染所致。

2.过氧化氢低温等离子灭菌的监测

（1）物理监测法：每次灭菌应连续监测并记录每个灭菌周期的临界参数，如舱内压、温度、等离子体电源输出功率和灭菌时间等灭菌参数。灭菌参数应符合灭菌器的使用说明或操作手册的要求。

（2）化学监测法：每个灭菌物品包外应使用包外化学指示物，作为灭菌过程的标志；在每包内最难灭菌的位置应放置包内化学指示物，通过观察其颜色变化，判定其是否达到灭菌合格的要求。

（3）生物监测法：每天使用时应至少进行1次灭菌循环的生物监测。采用嗜热脂肪杆菌芽孢生物指示物制作管腔生物PCD或非管腔生物监测包。生物指示物的载体应对过氧化氢无吸附作用，每一载体上的菌量应达到1×10^6CFU，所用的芽孢对过氧化氧气体的抗力应稳定并鉴定合格。管腔生物PCD的监测方法：对管腔器械灭菌时，可使用管腔生物PCD进行监测，应将管腔生物PCD放置于灭菌器内最难灭菌的部位（远离过氧化氢的注入口，如灭菌舱下层器械搁架的后方）。灭菌周期结束后立即将管腔生物PCD从灭菌器中取出。将生物指示物放置于56℃±2℃培养7天，观察培养结果，并设阳性对照和阴性对照。非管腔生物监测包的监测方法：对非管腔器械灭菌时，应使用非管腔生物监测包进行监测，应将生物指示物置于特卫强材料的包装袋内，密封式包装后，将其放置于灭菌器内最难灭菌的部位（远离过氧化氢的注入口）。灭菌周期结束后立即将非管腔生物监测包从灭菌器中取出，将生物指示物放置于56℃+2℃培养7天，观察培养结果，并设阳性对照和阴性对照。阳性对照组培养阳性，阴性对照组培养阴性，试验组培养阴性，判定为灭菌合格。阳性对照组培养阳性，阴性对照组培养阴性，试验组培养阳性，判定为灭菌失败；同时，应进一步鉴定试验组阳性的细菌是否为指示菌或是由污染所致。

3.低温蒸汽甲醛灭菌的监测

（1）物理监测法：对每个灭菌批次应进行物理监测。详细记录灭菌过程的参数，包括灭菌温度、相对湿度、压力与时间。灭菌参数应符合灭菌器的使用说明或操作手册的要求。

（2）化学监测法：每个灭菌物品包外应使用包外化学指示物，作为灭菌过程的标志；在每包内最难灭菌的位置应放置包内化学指示物，通过观察其颜色变化，判定其是否达到灭菌合格的要求。

（3）生物监测法：应每周监测1次。采用嗜热脂肪杆菌芽孢生物指示物制作管腔生物PCD或非管腔生物监测包，生物指示物的载体应对甲醛无吸附作用，每一载体上的菌量应达到1×10^6CFU，所用的芽孢对甲醛的抗力应稳定并鉴定合格。管腔生物PCD的监测方法：对管腔器械灭菌时，可使用管腔生物PCD进行监测，应将管腔生物PCD放置于灭菌器内最难灭菌的部位（远离甲醛注入口），灭菌周期结束后立即将管腔生物PCD从灭菌器中取出，将生物指示物放置于56℃±2℃培养7天，观察培养结果，并设阳性对照和阴性对照（自含式生物指示物不用设阴性对照）。对非管腔器械灭菌时，应使用非管腔生物监测包进行监测，应将生物指示物置于纸塑包装袋内，密封式包装后，将其放置于灭菌器内最难灭菌的部位，远离甲醛注入口。灭菌周期结束后立即将非管腔生物监测包从灭菌器中取出，将生物指示物放置于56℃±2℃培养7天，观察培养结果，并设阳性对照和阴性对照。阳性对照组培养阳性，阴性对照组培养阴性，试验组培养阴性，判定为灭菌合格。阳性对照组培养阳性，阴性对照组培养阴性，试验组培养阳性，判定为灭菌失败；同时，应进一步鉴定试验组阳性的细菌是否为指示菌或是由污染所致。

（三）干热灭菌效果监测

1.物理监测法

对每个灭菌批次应进行物理监测。监测方法包括记录温度与持续时间。温度在设定时间内均达到预置温度，则物理监测合格。

2.化学监测法

对每个灭菌包外应使用包外化学指示物，每个灭菌包内应使用包内化学指示物，并将其置于最难灭菌的部位。对于未打包的物品，应使用1个或者多个包内化学指示物，将其放在待灭菌物品附近进行监测。经过1个灭菌周期后取出，据其颜色或形态的改变判断是否达到灭菌要求。

3.生物监测法

应每周监测1次。按照《医疗机构消毒技术规范》，将枯草杆菌黑色变种芽孢菌片装入无菌试管内（1片/管）来制作标准生物测试管，将标准生物测试管置于灭菌器与每层门把手对角线内外角处，在每个位置放置2个标准生物测试管，将试管帽置于试管旁，关好柜门，经1个灭菌周期后，待温度降至80℃左右时，加盖试管帽后取出试管。在无菌条件下，每管加入5mL胰蛋白胨大豆肉汤培养基，在36℃±1℃培养48小时，初步观察结果，无菌生长管则继续培养至第7日。检测时以培养基为阴性对照，以加入芽孢菌片的培养基作为阳性对照。阳性对照组培养阳性，阴性对照组培养阴性，若每个测试管的肉汤培养均为澄清，则判为灭菌合格。若阳性对照组培养阳性，阴性对照组培养阴性，只要有1个测试管的肉汤培养混浊，判为不合格。对难以判定的测试管肉汤培养结果，取0.1mL肉汤培养物，将其接种于营养琼脂平板，用灭菌L棒或接种环涂匀，置36℃±1℃培养48小时，观察菌落形态，并做涂片染色镜检，看指示菌的生长情况：若生长，则判为灭菌不合格；若无生长，则判为灭菌合格。

4.新安装、移位和大修后的监测

灭菌设备新安装、移位和大修后应进行物理监测、化学监测和生物监测（重复3次）。监测合格后，方可使用灭菌器。

🛡️ 思考题

1.请思考：不同灭菌方法的生物指示剂能否共用？为什么？

2.请思考：为什么压力蒸汽灭菌器进行生物监测时，需要强调在满载时进行？

参考文献

1.医院消毒卫生标准GB 15982–2012. [2023–07–07]. https://std.samr.gov.cn/gb/search/gbDetailed?id=71F772D7F8AED3A7E05397BE0A0AB82A.

2. 经食道超声探头消毒与存储规范T/CSBME 031–2021. [2023–07–07].http://www.gdtbt.org.cn/html/note-285056.html.

3.医院消毒供应中心第3部分：清洗消毒及灭菌效果监测标准WS/T310.3–2016. [2023–07–07].http://www.nhc.gov.cn/fzs/s7852d/201701/b11cdd47e5624d698f0d1f3e25e0c9b8.shtml.

课程视频
二维码

第四节　医院环境卫生学监测

◉ 编写：余旭霞　葛琴灵

根据感染风险的不同，医疗机构中的环境分为四类：Ⅰ类环境是指采用空气洁净技术的诊疗场所分洁净手术部和其他的洁净场所，洁净用房根据洁净程度的不同又分为Ⅰ～Ⅳ共4个等级。Ⅱ类环境是指非洁净手术部，产房，导管室，血液病病区、烧伤病区等保护性隔离病区，重症监护病区等。Ⅲ类环境是指普通住院病区、血液透析中心（室）、母婴同室、消毒供应中心的检查包装灭菌区和无菌物品存放区等。Ⅳ类环境是指普通门急诊及其检查、治疗室、感染性疾病科门诊和病区。《医院消毒卫生标准（GB 15982）》《医院洁净手术部建筑技术规范（GB 50333）》规定了不同类别环境的具体卫生学标准及监测要求。监测的主要内容包括空气、物体表面及医务人员手部的微生物的污染情况。其目的是希望能及时发现医院环境中可能造成医院感染的隐患，减少医院感染的发生风险。

一、采样前的准备

采样前，Ⅰ类环境需经过洁净系统自净，Ⅱ、Ⅲ、Ⅳ类环境需经过消毒或规定的通风换气；物体表面需经消毒处理；手卫生被检人需执行手卫生。在医疗活动前，关好门窗。无人状态下，采样人员在进行手卫生后，戴医用外科口罩、工作帽、一次性乳胶手套，穿工作服，开始采样。

二、采样方法

（一）空气采样

1.平皿暴露法

平皿暴露法用于检测沉降菌的浓度。将普通营养琼脂平皿（Φ90mm）放置在各采样点，采样高度为距地面0.8~1.5m；采样时将平皿盖打开，将其扣放于平皿旁，暴露规定的时间（Ⅰ类环境暴露30分钟，Ⅱ类环境暴露15分钟，Ⅲ、Ⅳ类环境暴露5分钟）后盖上平皿，及时送检。Ⅰ类环境采样时，每个环境需设置一个空白对照平皿。各类环境空气卫生学采样说明详见表6-4-1。

（1）Ⅰ类环境中的Ⅰ级洁净手术室：手术区设13个点，其中，手术床设4角及中央5点，床边区每边2点；周边区8个点，每边各2点，每个点部位应距墙壁1m处。

（2）Ⅰ类环境中的Ⅱ级洁净手术室：手术区设4个点，在手术床4角布点；周边区设6个点，长边各2点，短边各1点，每个点部位应距墙壁1m处。

（3）Ⅰ类环境中的Ⅲ级洁净手术室：手术区设内、中、外对角线3点；周边区设6个点，长边各2点，短边各1点，每个点部位应距墙壁1m处。

（4）Ⅰ类环境中的Ⅳ级洁净手术室：布点数=$\sqrt{面积（m^2）}$，点数≥3。

（5）Ⅱ、Ⅲ、Ⅳ类环境：室内面积≤30m²时，设内、中、外对角线3点，内、外点应距墙壁1m处；室内面积>30m²时，设4角及中央5点，4角的布点部位应距墙壁1m处。

表6-4-1 空气卫生学采样说明

环境类别	洁净级别	布点图示	布点说明	暴露时间
Ⅰ类环境	Ⅰ级		采样前层流净化时间：至少10分钟；手术区布点（虚线内）：13个点，手术床5个点（双对角线布点），床边区8个点（每边内2点）；周边区布点：8个点，每边内各2点；平皿离地0.8~1.5m，外点距离墙壁1m。注：图中▲为对照平皿（开盖后立马盖上）。	30分钟
	Ⅱ级		采样前层流净化时间：至少20分钟；手术区布点（虚线内）：4个点，分别在双对角线布点；周边区布点：6个点，长边各2点，短边各1点；平皿离地0.8~1.5m，外点距离墙壁1m。注：图中▲为对照平皿（开盖后立马盖上）。	30分钟

续表

环境类别	洁净级别	布点图示	布点说明	暴露时间
	Ⅲ级		采样前层流净化时间：至少20分钟； 手术区布点（虚线内）：3个点，对角线布点； 周边区布点：6个点，长边各2点，短边各1点； 平皿离地0.8~1.5m，外点距离墙壁1m。 注：图中▲为对照平皿（开盖后立马盖上）。	30分钟
	Ⅳ级		采样前层流净化时间：至少30分钟； 布点数 $= \sqrt{面积（m^2）}$，点数≥3； 平皿离地0.8~1.5m，外点距离墙壁1m。	30分钟
Ⅱ、 Ⅲ、 Ⅳ类 环境	—	室内面积≤30m²	采样前：消毒或通风换气后，关闭门窗，无人走动的情况下静置10分钟； 对角线设内、中、外3点； 平皿离地0.8~1.5m，外点距离墙壁1m。	Ⅱ类环境 暴露15 分钟； Ⅲ、Ⅳ类 环境暴露 5分钟。
		室内面积>30m²	采样前：消毒或通风换气后，关闭门窗，无人走动的情况下静置10分钟； 双对角线设4角及中央5点； 平皿离地0.8~1.5m，外点距离墙壁1m。	

2.空气采样器法

空气采样器法用于检测浮游菌的浓度。对于Ⅰ类环境，还可选择空气采样器法。空气采样器法可选择六级撞击式空气采样器或其他经验证的空气采样器，检测时将采样器量于室内中央0.8~1.5m高度，按采样器的使用说明书操作，每次的采样时间不应超过30分钟。房间大于10m²者，每增加10m²，增设1个采样点。

空气（沉降法）
采样视频
二维码

（二）物体表面采样

物体表面不小于100cm²时，采样100cm²；物体表面小于100cm²时，采样范围为全部的表面。将无菌棉拭子浸入含相应中和剂的采样液中湿润；将5cm×5cm的灭菌规格板置于被检测物体的表面，将浸有中和剂的无菌棉拭子在规格板内横竖往返涂抹各5次（如图6-4-1），并随之转动棉拭子，连续

物表采样视频
二维码

采样1~4个规格板面积；对于门把手等小型物体，则用棉拭子直接涂抹物体表面采样；去除棉拭子手接触部分（避免污染），将棉拭子放入10mL含相应中和剂的采样液试管中。

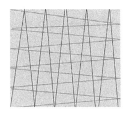

图6-4-1 规格板内的涂抹方法

（三）医务人员手卫生采样

手卫生采样（图6-4-2）时，采双手手指曲面（指缝、手掌不涂抹），共约60cm²。将无菌棉拭子浸入含相应中和剂的采样液中湿润；将湿润好的无菌棉拭子在双手指曲面从指根到指端来回涂抹各2次（一只手的涂抹面积为30cm²），并随之转动棉拭子；去除棉拭子的手接触部分，将棉拭子放入装有10mL含相应中和剂的采样液试管中。

手卫生采样视频二维码

采样结束后，将各类标本立即送检，送检时间不得超过4小时；对于不能立即送检的，应暂存于0~4℃冰箱中，并在当天完成送检及检测。

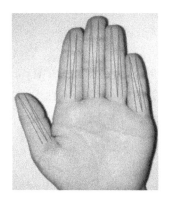

图6-4-2 手卫生采样的涂抹方式（双手）

三、标本检测

（一）空气检测

将送检平皿置于36℃±1℃恒温箱培养48小时，计菌落数，必要时分离致病性微生物。结果计算如下。

（1）平板暴露法按平均每皿的菌落数报告：空气中的菌落总数（CFU/皿）=

$$\frac{某区域各平皿菌落数之和}{平皿个数}。$$

（2）空气采样器法按平均每立方米的菌落数报告：空气中的菌落总数（CFU/m^3）=

$$\frac{采样器各平皿菌落数之和（CFU）}{采样速率（L/分钟）\times 采样时间（分钟）}\times 1000。$$

（二）物体表面检测

倾注培养法：把采样管充分震荡后，取不同稀释倍数的洗脱液1.0mL接种于平皿，将冷至40℃~45℃的熔化营养琼脂培养基每皿倾注15~20mL，置于36℃±1℃恒温箱培养48小时，计菌落数，必要时分离致病性微生物。结果计算如下。

（1）物体表面≥100cm^{2}时，物体表面菌落数（CFU/cm^2）=

$$\frac{平皿菌落数\times 采样液稀释倍数}{采样面积}。$$

（2）物体表面<100cm^{2}时，物体表面菌落数（CFU/件）=平皿菌落数×采样液稀释倍数。

（三）医务人员手卫生检测

1.倾注培养法

同物体表面检测。

2.涂抹培养法

把采样管充分震荡后，取不同稀释倍数的洗脱液0.2mL接种于2份普通琼脂平板的表面，用无菌L型棒均匀涂布平皿的表面，置于36℃±1℃恒温箱培养48小时，计菌落数，必要时分离致病性微生物。结果计算如下。

$$手表面菌落数（CFU/cm^2）=\frac{平皿菌落数\times 采样液稀释倍数}{60cm^2}。$$

四、消毒效果评价

不同类别的环境的空气、物体表面菌落总数的卫生标准，见表6-4-2。医务人员卫生手消毒检测的细菌菌落总数应不高于10CFU/cm^2，医务人员外科手消毒检测的细菌菌落总数应不高于5CFU/cm^2。

表6-4-2　不同类别的环境的空气、物体表面菌落总数的卫生标准

环境类别	洁净级别	空气平均菌落数		物体表面平均菌落数
		平皿暴露法	空气采样器法	
Ⅰ类	Ⅰ级	手术区≤0.2CFU/（皿·30分钟） 周边区≤0.4CFU/（皿·30分钟）	手术区≤5CFU/m³ 周边区≤10CFU/m³	≤5.0CFU/cm²
	Ⅱ级	手术区≤0.75CFU/（皿·30分钟） 周边区≤1.5CFU/（皿·30分钟）	手术区≤25CFU/m³ 周边区≤50CFU/m³	
	Ⅲ级	手术区≤2CFU/（皿·30分钟） 周边区≤4CFU/（皿·30分钟）	手术区≤75CFU/m³ 周边区≤150CFU/m³	
	Ⅳ级	手术区≤6CFU/（皿·30分钟）	—	
Ⅱ类	—	≤4CFU/（皿·15分钟） （输血科的冰箱需无霉菌生长）	—	≤5.0CFU/cm²
Ⅲ、Ⅳ类		≤4CFU/（皿·5分钟）		≤10.0CFU/cm²

思考题

1.请思考：空气监测时，为什么需要设置空白对照？

2.请思考：如果发生院内感染暴发，怀疑患者的致病菌来源于环境，应如何进行采样？

参考文献

1.医院消毒卫生标准GB 15982−2012. [2023−07−07].https://std.samr.gov.cn/gb/search/gbDetailed?id=71F772D7F8AED3A7E05397BE0A0AB82A.

2.医院洁净手术部建筑技术规范GB 50333−2013. [2023−07−07].http://www.standardcn.com/standard_plan/list_standard_content.asp?stand_id=GB@50333−2002.

3.医务人员手卫生规范WS/T 313−2019. [2023−07−07]. http://www.nhc.gov.cn/fzs/s7852d/201912/70857a48398847258ed474ccd563caec.shtml.

第七章　常见的医院感染防控

第一节　血管导管相关感染预防与控制

◉编写：千铁儿　黄立权

课程视频
二维码

　　留置血管内导管是为患者实施诊疗时常用的医疗操作技术。随着临床诊疗技术的发展，单纯的外周静脉导管和单腔中心静脉导管已不能完全满足临床实践的需要，多种形式的血管导管诊疗手段应运而生，成为临床实施血流动力学监测、安全输液及静脉营养支持等诊疗措施的主要途径。然而，随之产生的血管内导管相关的并发症——包括感染、机械损伤和血栓形成等问题也日益凸显，感染的发生不仅延长了患者的住院时间，增加了医疗资源的支出，也增加了患者的死亡率。因此，采取有效措施预防和减少血管导管相关感染的发生是非常重要的。

　　血管内导管的类型多样，可依据不同的原则进行分类。根据置入血管的类型，分为动脉导管和静脉导管。静脉导管根据导管尖端最终进入血管的位置，分为中心静脉导管（central venous catheter，CVC）和外周静脉导管；根据穿刺部位，分为外周静脉导管、锁骨下静脉导管、颈内静脉导管、股静脉导管、经外周中心静脉导管（peripherally inserted central catheter，PICC）、动脉导管、脐带血管导管；根据导管的留置时间，分为临时或短期导管、长期导管；根据导管是否存在皮下隧道，分为皮下隧道式导管和非皮下隧道式导管等。

一、定　义

　　血管导管相关感染（vessel catheter associated infection，VCAI）是指留置血管导管期间及拔除血管导管后48小时内发生的原发性且与其他部位感染无关的感染，包括血管导管相关局部感染和血流感染。

　　本节重点讲解的是血管导管相关血流感染（catheter related bloodstream infection，CRBSI）。

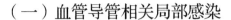

（一）血管导管相关局部感染

1. 血管导管出口部位（穿刺部位）感染

导管出口部位周围出现红、肿、热、痛；或导管出口部位的渗出物培养出细菌或真菌，可伴有其他感染的征象和症状，伴有或不伴有血流感染。

2. 隧道感染

沿导管隧道有触痛、红肿和（或）大于2cm的硬结，伴有或不伴有血流感染。

3. 皮下囊感染

完全植入血管内装置皮下囊内有感染性积液；常有表面皮肤组织红、肿、热、痛；自发的破裂或溢脓，或表面皮肤的坏死，可伴有或不伴有血流感染。

（二）血管导管相关血流感染

血管导管相关血流感染是指带有血管内导管或者拔除血管内导管48小时内的患者出现菌血症或真菌血症，并伴有发热（＞38℃）、寒战或低血压等感染表现，除血管内导管外没有其他明确的感染源。

1. 临床诊断

符合以下一条或两条：①导管相关脓毒症，导管头培养阳性，拔除导管48小时内，并在未用新的抗菌药物治疗下症状好转；②菌血症，至少有2个外周血培养阳性，导管培养阴性，无其他的感染源。

2. 病原学诊断

至少符合以下一条：①导管尖端和外周血培养出同种类、相同药敏结果的致病菌；②导管血与外周血的菌落计数比值≥5∶1；③导管血较外周血早报阳2小时以上；④导管出口部位的脓液与外周血培养出同一株细菌。

临床上实际患者的诊治较为复杂，CRBSI的诊断可以根据是否保留导管，参照表7-1-1、表7-1-2来判断。

表7-1-1　保留导管的CRBSI的诊断标准

导管	外周静脉	条件	结果判断
+	+		CRBSI 可能
−	+	金黄色葡萄球菌或念珠菌	CRBSI 可能
+	+	导管血较外周血报阳快120分钟	提示为 CRBSI
		导管细菌的浓度较外周高5倍	
+	−		不能确定
−	−		不太可能是 CRBSI

表7-1-2　拔除导管的CRBSI的诊断标准

导管尖端	外周静脉 1	外周静脉 2	结果判断
+	+	+	CRBSI 可能
+	+	−	
−	+	−	缺乏其他感染的证据，则提示可能为 CRBSI
−	+	+	
+	−	−	导管定植菌
−	−	−	不太可能是 CRBSI

二、流行病学

随着血管导管技术的广泛应用，CRBSI的发生率也随之上升，引起了临床上的高度重视。美国疾病预防控制中心统计，每年CRBSI的发病人数近25万人，造成经济损失超过90亿美元，归因死亡人数超过3万人。美国重症监护病房（intensive care unit，ICU）内发生的医院获得性感染约有20%为血流感染（blood stream infection，BSI），其中，近80%与中心静脉导管（central venous catheter，CVC）有关，ICU内BSI的病死率约为20%~60%。随着循证医学的进步，很多国家的血管导管相关预防措施不断得到完善并从卫生行政管理层面进行全行业的推动和实施。近几年，CRBSI的发生率在逐渐下降。在2001—2009年，美国ICU住院患者中的CVC发病率从每1000导管日（中心静脉导管留置1天，记1导管日）3.64例下降到1.65例。相比发达国家，发展中国家（拉丁美洲、亚洲、非洲等地的国家）的ICU的CRBSI的发生率明显偏高，约每1000导管日6.8例，其高发病率被认为与缺乏有关导管置管与维护的规范未被有效执行有关。2017年，美国3576家医院报告的由CVC引起的血流感染数量与2015年相比，这一数字下降了19%，可能是规范的预防措施广泛推动的结果。

美国和欧洲的监测报告显示，凝固酶阴性葡萄球菌、金黄色葡萄球菌、肠球菌和念珠菌感染占CRBSI的大多数。葡萄球菌是皮肤微生物群的常见的组成部分，这反映了CRBSI最常归因于患者的皮肤微生物群，而近几年革兰氏阴性杆菌感染的数量在增长。革兰氏阴性杆菌可能占CRBSI的16%~31%。最常见的包括大肠杆菌、肺炎克雷伯菌、假单胞菌属、肠杆菌属、沙雷氏菌属和不动杆菌属。耐多药革兰氏阴性杆菌引起的BSI由于治疗失败率和死亡率的增加反而成为一个重点关注的问题。真菌感染的CRBSI占27%，真菌感染与接受高浓度的葡萄糖静脉高营养、免疫抑制、接受过多种抗菌药物的应用密切相关。CRBSI偶尔可能是由一种以上的微生物引起，由厌氧菌引起的极为罕见。

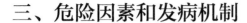

三、危险因素和发病机制

（一）危险因素

发生CRBSI的危险因素（表7-1-3）涉及各个方面，可分为宿主自身因素、导管因素和其他因素。患者往往因多种因素同时存在而导致CRBSI的发生、发展。

表7-1-3　发生CRBSI的危险因素

分类	危险因素
宿主自身因素	基础疾病：患有严重的基础疾病和（或）存在机体抵抗力低下、营养不良、低蛋白血症；外科严重感染和创伤等情况的患者的机体抵抗力降低
	免疫缺陷：如中性粒细胞减少症、骨髓移植等
	曾有CRBSI或其他的脓毒症病灶
	极端年龄：儿童或老年患者
	皮肤完整性的丧失，如皮肤感染、烧伤等
导管因素	导管留置时间（穿刺时间和留置天数）：感染风险在留置以下时间后升高，外周静脉置管3~4日；CVC超过6日；肺动脉导管3~4日；动脉导管4~6日
	置管部位：如股静脉或颈内静脉放置与锁骨下静脉放置相比，会增加感染风险
	导管用途：用于高营养或血液透析，会增加感染风险
	导管材料类型：如抗菌导管与普通导管相比、单腔导管与多腔导管相比，会降低感染风险；非隧道插入与隧道插入相比，会增加感染风险
	导管血栓形成，易出现细菌移位生长和感染
其他因素	导管插入的技术方法和能力：如最大的无菌屏障（帽子、口罩、无菌手套、无菌手术衣、无菌大铺巾等）可以降低感染风险；置管操作不熟练、重复置管会增加感染风险
	手卫生：手污染是引起CRBSI的主要途径
	留置部位护理：封口方法不正确会引起血液回流、血栓形成而导致堵管、导管连接部位受污染、导管接口消毒不到位等

（二）发病机制

1.腔外途径

（1）皮肤表面的细菌在穿刺时或穿刺后，沿着导管-皮下通道迁移到皮下导管内段至导管尖端定植，随后引起局部或全身感染，从而引起CRBSI。导管接头及穿刺部位的周围皮肤表面的微生物定植是CRBSI病原菌的主要来源。皮肤定植的微生物从置管部位迁移至皮下隧道并定植于导管尖端，这是外周短期留置导管常见的感染途径。短期留置（小于1周）的导管，如有周围静脉导管、动脉导管和无套囊非隧道式导管，通过此类途径感染是最为常见的。

（2）另一处已存在感染灶的致病微生物通过血行传播到导管，在导管上黏附定植，继而引起CRBSI。血行传播可发生在另一个感染部位的血流感染期间，通常可来自胃肠道部位，这最可能发生在危重症患者或长期留置导管的患者身上。

2.腔内途径

微生物污染导管接头和内腔，引起管腔内细菌繁殖，从而导致CRBSI的发生。输液污染是指使用受污染的输液剂或添加剂，或受污染的肝素溶液冲洗，可导致BSI。由输液污染导致的CRBSI较少见。长期留置（大于1周）的导管，如隧道式中心静脉导管、置入全植入式血管通路（输液港）和经外周中心静脉导管，腔内途径为主要机制。

四、治　疗

一旦高度怀疑CRBSI，临床的治疗包括移除导管、全身性抗菌药物治疗和封管治疗三个方面。

（一）移除导管

发生CRBSI后，可选择拔管、挽救导管。如果患者长期留置血管内装置，血流动力学稳定，CRBSI的致病菌毒力相对较弱且无并发症，可考虑挽救导管。如果有拔管指征，则不宜尝试挽救导管。

（二）全身性抗菌药物治疗

总的原则遵循四点：①尽早使用全身性抗菌药物治疗，对休克患者1小时内使用，对非休克者3小时内使用。②经验性抗菌药物治疗的初始选择取决于疾病的严重程度、感染的危险因素和可能的病原菌。③根据细菌培养的药敏结果，规范合理选择和使用抗菌药物。

（三）封管治疗

如果不能拔除导管而想要采取补救措施，例如保留导管并给予抗菌药物治疗，则应联合全身性抗菌药物治疗+抗菌药物封管治疗（antibiotic lock therapy，ALT）。ALT是指将浓缩抗菌药物溶液注入导管腔，使药物浓度达到足以杀灭导管生物膜内细菌的水平。不常规使用ALT来预防CRBSI。但对于长期留置非血液透析导管且遵守其他的常规感染预防措施

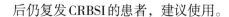

后仍复发CRBSI的患者，建议使用。

五、预防措施

（一）置管前的预防措施

1. 严格掌握置管指征，减少不必要的置管。

2. 对患者的置管部位和全身状况进行评估。尽可能使用腔数最少、管径最小的导管，综合考虑选择合适的穿刺点。对于成人CVC，首选锁骨下静脉，其次选颈内静脉，不建议选择股静脉；连续肾脏替代治疗时建议首选颈内静脉。血管条件较差的患者应在超声引导下进行置管操作。

3. 置管使用的医疗器械、器具、各种敷料等医疗用品应当符合医疗器械管理相关规定的要求，必须无菌。

4. 患疖肿、湿疹等皮肤病或呼吸道疾病（如感冒、流感等）的医务人员，在未治愈前不应进行置管操作。

（二）置管中的预防措施

1. 置入CVC、PICC、输液管时，应遵守最大的无菌屏障要求，戴工作圆帽、医用外科口罩，严格执行手卫生并戴无菌手套，穿无菌手术衣或无菌隔离衣，铺覆盖患者全身的大无菌单。置管过程中手套受污染或有破损时，应立即更换。置管操作辅助人员应戴工作圆帽、医用外科口罩来执行手卫生。输液管的植入与取出应在手术室进行。

2. 建议采用含氯己定醇浓度高于0.5%的消毒液进行皮肤局部消毒。

3. 中心静脉导管置管后应当记录置管的日期、时间、部位，置管的长度，导管的名称和类型、尖端位置等，并签名。

（三）置管后的预防措施

1. 应用无菌透明专用贴膜或无菌纱布覆盖穿刺点，对高热、多汗以及穿刺点出血、渗出的患者建议首选无菌纱布覆盖。

2. 应定期更换覆盖穿刺点的敷料。更换间隔时间：对于无菌纱布，至少1次/2天；对于专用透明贴膜，至少1次/周，当敷料出现潮湿、松动、沾污时应立即更换。

3. 接触导管接口或更换敷料前，应严格进行手卫生，必要时戴检查手套，但不能以手套代替手卫生。

4. 每次连接及注射药物前，对输液接口进行消毒，可选择氯己定–乙醇、聚维酮碘、含乙醇的碘伏或75%乙醇消毒接口，采用机械擦拭的方式至少15秒，待干后方可注射药物。如端口内有血迹等污染时，应立即更换。

5. 保持三通锁闭清洁，如有血迹等污染时，应立即更换。对于 CVC、PICC 等，尽量减少三通等附加装置的使用。

6. 保持穿刺点干燥，密切观察穿刺部位有无感染征象。患者洗澡或擦身时应注意对导管的保护，避免导管淋湿或浸入水中。

7. 每周更换导管接口，当接口内有残留的血液或其他的污渍时，及时更换。输血时，应在完成每个单位输血后每隔 4 小时更换给药装置和过滤器；单独输注静脉内脂肪剂时，应每隔 12 小时更换输液装置。

8. 对于紧急状态下的置管，若不能保证有效的无菌原则，应当在 2 天内尽快拔除导管，病情需要时更换穿刺部位以重新置管。

9. 应当每天观察患者的导管穿刺点及全身有无感染征象。当怀疑发生 CRBSI 时，建议综合评估决定是否需要拔管。如怀疑发生 CRBSI，拔管时建议进行导管尖端培养、经导管取血培养及经对侧静脉穿刺取血培养。

10. 应当每天对保留导管的必要性进行评估，不需要时应当尽早拔除导管。对于成人外周静脉导管，每 3~4 天更换 1 次；对于儿童及婴幼儿，使用前评估导管功能正常且无感染时可不更换。对于外周动脉导管的压力转换器及系统内的其他组件（包括管理系统、持续冲洗装置和冲洗溶液），应当每 4 天更换 1 次。

11. 长期置管患者多次发生 CRBSI 时，可预防性使用抗菌药物溶液封管。

（四）循证医学不推荐的预防措施

1. 常规对拔出的导管尖端进行细菌培养。

2. 在血管导管局部使用抗菌软膏或乳剂。

3. 常规使用抗菌药物封管。

4. 全身用抗菌药物。

5. 无感染征象时，对血管导管进行常规更换，为预防感染而定期更换导管。

6. 为了预防感染而常规通过导丝更换非隧道式导管。

7. 常规在 CVC 内放置过滤器。

（五）培训与管理

1. 置管人员和导管维护人员应当取得医师、护士执业资格，应当接受各类血管导管的使用指征、置管方法、使用与维护、血管导管相关感染预防与控制措施的培训和教育，熟练掌握相关的操作规程，执行血管导管的留置、维护与使用。

2. 相关医务人员应当对患者及家属进行相关知识的宣教。

3. 开展血管导管相关感染的目标性监测，包括发病率、危险因素和常见的病原菌等，定期对监测资料进行分析反馈，持续质量改进。

4. 中心导管置管的环境应当符合《医院消毒卫生标准》中的医疗机构Ⅱ类环境要求。

思考题

1. 请思考：为什么会发生 CRBSI？
2. 请思考：如何预防 CRBSI 的发生？

参考文献

1. 血管导管相关感染预防与控制指南（2021 版）. 中国感染控制杂志，2021，20（4）：387–389.

2. 付强，吴安华. 医院感染防控质量管理与控制实务. 北京：人民卫生出版社，2019.

3. 胡必杰，高晓东，韩玲样，等. 医院感染预防与控制标准操作规程. 2 版. 上海：上海科学技术出版社，2019.

第二节　医院获得性肺炎感染预防与控制

◉ 编写：江荣林　丁黎敏

课程视频
二维码

医院获得性肺炎（hospital-acquired pneumonia，HAP）是我国最常见的医院获得性感染，诊断和治疗较为困难，病死率高。我国于 1999 年发表了《医院获得性肺炎诊断和治疗指南（草案）》。随着相关研究的日益深入，HAP 的定义在发生变化，其流行病学、病原学、临床诊断和治疗等方面也积累了大量的新的研究成果。2018 年，中华医学会呼吸病学分会感染学组组织修订《中国成人医院获得性肺炎与呼吸机相关性肺炎诊断和治疗指南（2018 年版）》。本章节的内容主要根据此指南进行编写。

一、定　义

狭义的HAP是指患者在住院期间没有接受有创机械通气、未处于病原感染的潜伏期，而于入院48小时后新发生的肺炎。呼吸机相关性肺炎（ventilator-associated pneumonia，VAP）是指气管插管或气管切开患者接受机械通气48小时后发生的肺炎，机械通气撤机、拔管后48小时内出现的肺炎也属于VAP。HAP的早期定义为任何发生在医院内的、由医院环境中存在的病原菌引起的肺实质感染。1999年，我国《医院获得性肺炎诊断和治疗指南（草案）》中的HAP的定义包括了建立人工气道和机械通气后发生的肺炎，故此HAP应为广义的HAP，包含了VAP。近年来的证据证实HAP和VAP在临床特征、经验性治疗和预防策略上存在较大的差异。2016年版的美国的HAP/VAP指南更新时特别强调HAP仅指住院后发生的没有气管插管的、与机械通气无关的肺炎，而VAP则为气管插管（包括气管切开，下同）及机械通气后发生的肺炎，两者为完全不同的群体，故此HAP为狭义的HAP，不包含VAP。接受无创通气治疗的住院患者发生的肺炎仍归于狭义的HAP范围。目前，欧美国家对于HAP/VAP的定义仍然存在争议，我们认为VAP是HAP的特殊类型，两者有较大的差异，应分别叙述。本书所指的HAP为狭义的HAP，不包括VAP。

二、流行病学

HAP/VAP属于医院获得性感染。我国大规模的医院感染横断面调查结果显示，住院患者中医院获得性感染的发生率为3.22%~5.22%，其中，医院获得性下呼吸道感染为1.76%~1.94%。美国的住院患者中医院获得性感染的发生率为4.0%，其中，肺炎占医院获得性感染的21.8%。国内外研究结果均显示，包括HAP/VAP在内的下呼吸道感染居医院获得性感染的构成比之首。

三、危险因素和致病机制

（一）危险因素

发生HAP/VAP的危险因素涉及各个方面，可分为宿主自身和医疗环境两大类因素，见表7-2-1。患者往往因多种因素同时存在或混杂，导致HAP/VAP的发生、发展。因此，改善基础疾病，加强预防与控制感染发生的相关措施是十分重要的。

表7-2-1　医院获得性肺炎／呼吸机相关性肺炎发生的危险因素

分类	危险因素
宿主自身因素	高龄
	误吸
	基础疾病（慢性肺部疾病、糖尿病、恶性肿瘤、心功能不全等）
	免疫功能受损
	意识障碍、精神状态失常
	颅脑等严重创伤
	电解质紊乱、贫血、营养不良或低蛋白血症
	长期卧床、肥胖、吸烟、酗酒等
医疗环境因素	重症加强护理病房滞留时间、有创机械通气时间
	侵袭性操作，特别是呼吸道侵袭性操作
	应用提高胃液 pH 的药物（H_2 受体阻断剂、质子泵抑制剂）
	应用镇静剂、麻醉药物
	头颈部、胸部或上腹部手术
	留置胃管
	平卧位
	交叉感染（呼吸器械及手污染）

（二）致病机制

HAP和VAP的共同致病机制是病原菌到达支气管远端和肺泡，突破宿主的防御机制，从而在肺部繁殖并引起侵袭性损害。致病微生物主要通过两种途径进入下呼吸道：①误吸。含定植菌的口咽分泌物通过会厌或气管插管进入下呼吸道，为内源性致病微生物导致感染的主要途径。②吸入。致病微生物以气溶胶或凝胶微粒等形式进入下呼吸道，是导致院内感染暴发的重要原因。其致病微生物多为外源性，如结核分枝杆菌、曲霉和病毒等。此外，HAP/VAP有其他的感染途径，如感染病原菌经血行传播至肺部、邻近组织直接传播或污染器械操作直接感染等。

VAP的发生机制因气管插管还有以下的影响因素：相对无菌的下呼吸道直接暴露于外界，口腔清洁的困难增加，口咽部的定植菌大量繁殖，含有大量的定植菌的口腔分泌物在各种因素（气囊放气或压力不足、体位变动等）作用下通过气囊与气管壁之间的缝隙进入下呼吸道；患者无法进行有效咳嗽，纤毛的清除功能受干扰，气道的保护能力降低；气管插管内外表面容易形成生物被膜，其脱落后引起小气道阻塞；镇痛镇静药物的使用使咳嗽能力受到抑制。

四、诊断标准

（一）临床诊断

HAP/VAP的临床表现及病情的严重程度不同，目前尚无临床诊断的"金标准"。肺炎相关的临床表现满足的条件越多，临床诊断的准确性越高。胸部X线或CT显示新出现或进展性的浸润影、实变影或磨玻璃影，加上下列3种临床症候中的2种或以上，可建立临床诊断：①发热，体温＞38℃；②脓性气道分泌物；③外周血白细胞计数＞10×10^9/L或＜4×10^9/L。

（二）病原学诊断

在临床诊断的基础上，若同时满足以下任一项，可建立病原学诊断：①合格的下呼吸道分泌物、经支气管镜防污染毛刷、支气管肺泡灌洗液、肺组织或无菌体液培养出病原菌，且与临床表现相符。②肺组织标本病理学、细胞病理学或直接镜检见到病原菌并有组织损害的相关证据。③非典型病原菌或病毒的血清IgM抗体由阴转阳或急性期和恢复期双份血清特异性IgG抗体滴度呈4倍或4倍以上的变化；在呼吸道病毒的流行期间且有流行病学接触史，呼吸道分泌物的相应病毒抗原、核酸检测或病毒培养阳性。以上诊断均需与住院后发生的其他发热伴肺部阴影疾病的其他感染性和非感染性疾病相鉴别。

五、预防措施

（一）HAP的预防

1.预防误吸

采用半卧位（床头抬高30°~45°），一般认为≥30°即可，床头过高会使患者的舒适性下降且发生压疮的风险增加。喂食时应充分考虑患者的吞咽能力，减慢喂食的速度并给予半流质食物。

2.减少上呼吸道和（或）消化道病原菌定植

根据患者的实际情况选择合适的护理液（如生理盐水、中医药液体、氯己定、聚维酮碘等制剂）进行口咽部去污染。

3.积极治疗基础疾病

加强危重症患者的营养支持治疗，及时纠正水电解质、酸碱失衡、低蛋白及高血糖等

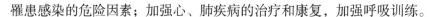

罹患感染的危险因素；加强心、肺疾病的治疗和康复，加强呼吸训练。

4.加强患者管理

对于器官移植、粒细胞减少症等严重免疫功能抑制患者，应进行保护性隔离；对有多重耐药菌感染或定植者，应采取接触隔离措施。

5.术后尽早下床

关注围手术期患者的气道管理，对于无禁忌证者，鼓励患者手术后早期下床活动，少用镇静剂等。

（二）VAP的预防

VAP存在特定的危险因素和发病机制，除上述HAP共同的预防措施外，还需要采取以下针对性的预防措施。

1.减少使用有创通气

插管前进行病情评估，如病情许可，优先考虑无创呼吸支持治疗技术，减少不必要的插管；每日评估有创机械通气或气管插管的必要性，尽早脱机及拔管。尽早停用镇静剂，不推荐早期气管切开。

建立人工气道并应用机械通气是发生VAP最重要的危险因素，尽可能减少有创通气和缩短有创通气时间对预防VAP至关重要。严格掌握气管插管或切开的适应证，对需要呼吸机辅助呼吸的患者应优先考虑无创通气；慢性阻塞性肺疾病或充血性心力衰竭患者合并高碳酸血症或低氧血症时，应尽早合理应用无创正压通气，可减少气管插管；经鼻高流量湿化吸氧可用于各种病因导致的Ⅰ型呼吸衰竭及部分轻度Ⅱ型呼吸衰竭患者，减少气管插管和再插管率。应用上述呼吸支持治疗时均需注意避免延误插管时机而加重病情。有创通气时应尽可能减少镇静剂的使用，使用期间应每日评估其使用的必要性，并尽早停用，特别注意避免使用苯二氮䓬类镇静剂，符合条件者应每日试行减轻镇静并实施自主呼吸试验，评估是否具备脱机、拔管的条件，以缩短机械通气时间，降低VAP的风险。

2.规范气管插管操作

如要插管，尽量使用经口的气管插管，经鼻插管可增加鼻窦炎的发病率；进行气管插管时应严格遵守无菌操作的要求，做好个人防护，戴帽子、医用外科口罩、面屏或眼罩、乳胶手套，穿手术衣或隔离衣。

3.预防误吸

（1）除非有禁忌证，推荐有创机械通气的患者床头抬高30°~45°，并协助患者翻身拍背及震动排痰。

（2）气管导管气囊上方堆积的分泌物是建立人工气道患者误吸物的主要来源，需及时清除声门下的分泌物，推荐在预测有创通气时间超过48小时或72小时的患者应用装有声门下分泌物吸引管的气管导管；在气囊放气或拔出气管插管前尽可能清除气囊上方及口腔内的分泌物。

（3）气管导管气囊的充盈压应保持不低于25~30cmH$_2$O。

（4）早期肠内营养：有助于维持肠黏膜结构屏障功能的完整性，减少致病菌定植和细菌移位。对于肠内营养，需注意输注容量和速度。对于存在误吸高风险的患者，建议经鼻肠营养。间断喂养和小残留量喂养可减少胃食管反流，降低肺炎的发生风险及其病死率，胃造口术也可降低VAP的发生率。

同时，需加强呼吸机管路及其他附件的消毒：①呼吸机管道冷凝液收集瓶应始终处于管道的最低位置，保持直立并及时清理，既要避免含菌冷凝液直接流入下呼吸道，也要避免其反流到湿化罐，使湿化的含菌气溶胶吸至下呼吸道；②对于湿化罐、雾化器液体，应使用灭菌水，每24小时倾倒更换1次；③对于呼吸机外部管道及配件，应一人一用一消毒或灭菌，每周更换呼吸机管道或使用一次性管路（一次性管路遵照厂家的说明），但在有肉眼可见到的污渍或有故障时应及时更换，对于呼吸道传染病患者，首选一次性呼吸机管路；④内部管路消毒遵照厂家的说明；⑤定时清洁、消毒呼吸机外壳及面板。

4. 减少定植

推荐常规进行口腔卫生护理，选择合适的护理液（如生理盐水、中医药液体、氯己定、聚维酮碘等制剂）冲洗，用牙刷刷洗牙齿和舌面等，每6~8小时进行1次。

5. 不常规推荐措施

（1）选择性消化道去污染（selective digestive tract decontamination，SDD）指在口咽部和胃肠道使用非吸收性抗菌药物，有研究显示其可降低VAP的发生率及耐药菌的定植率，但对缩短机械通气时间、减少ICU住院时间及病死率证据不足。SDD可能会增加耐药菌感染的风险，包括艰难梭菌感染。机械通气的患者应权衡利弊，谨慎使用SDD。

（2）镀银气管导管可降低VAP的发病率，但对机械通气时间、ICU住院时间及病死率无影响，目前不常规推荐。

（3）口服益生菌可降低VAP的发生率，但并不降低患者的病死率，对存在免疫缺陷或增加菌群移位风险的胃肠道疾病等患者，应避免使用益生菌。总体上，不推荐常规给予益生菌来预防VAP。

（4）预防应激性溃疡：临床主要应用的药物有胃黏膜保护剂、抑酸剂和质子泵抑制剂。目前认为，使用抑酸剂预防应激性溃疡可能增加胃肠道和气道内细菌的定植，但对VAP的病死率没有影响，在应用时应注意掌握指征。

（5）不推荐常规静脉使用抗菌药物。

6. 严格遵守无菌操作的原则

在吸痰、支气管镜等操作中严格遵守无菌操作的原则。普通吸痰管应一用一更换，对于密闭式吸痰管至少每天更换；吸痰结束后应及时对环境进行清洁、消毒。

7.组合干预措施

下列的核心干预措施组合实施可以明显降低VAP的发病率。

（1）尽可能选用无创呼吸支持治疗技术。

（2）每天评估有创机械通气及气管插管的必要性，尽早脱机或拔管。

（3）对机械通气患者，尽可能避免不必要的深度镇静。对于确需镇静者，应定期实施浅镇静并行自主呼吸训练，每天评估镇静药使用的必要性，尽早停用。

（4）给预期机械通气时间超过48小时或72小时的患者使用带有声门下分泌物吸引的气管导管。

（5）气管导管气囊的充盈压应保持不低于$25cmH_2O$。

（6）对于无禁忌证的患者，应抬高床头30°~45°。

（7）加强口腔护理。

（8）加强呼吸机内外管道的清洁、消毒，推荐每周更换1次呼吸机管道，但在有肉眼可见污渍或有故障时应及时更换。

（9）在进行与气道相关的操作时应严格遵守无菌技术操作规程。

（10）鼓励并协助机械通气患者早期活动，尽早开展康复训练。

预防HAP/VAP的总体策略是尽可能减少和控制各种危险因素。所有的医护工作均需遵循医疗卫生机构消毒、灭菌和医院感染控制相关的基本要求与原则，加强员工感染控制的意识教育，提高手卫生的依从性，保障医疗器具的消毒、灭菌，严格进行无菌操作，合理应用抗菌药物等。此外，工作中还需落实HAP、VAP的目标性监测，包括发病率监测、防控措施的依从性监测等，定期对监测资料进行分析、总结和反馈，不断改进防控措施。对医务人员、保洁人员定期进行培训，对陪护家属进行宣教。从防控措施的培训、落实、监测、改进等多方位管理，预防HAP、VAP的发生。

✚ 思考题

1.请思考：为什么会发生VAP？

2.请思考：怎么预防VAP的发生？

✚ 参考文献

1.中华医学会呼吸病学分会. 医院获得性肺炎诊断和治疗指南（草案）. 中华结核和呼吸杂志，1999，22(4)：201-203.

2.中华医学会呼吸病学分会感染学组.中国成人医院获得性肺炎与呼吸机相关性肺炎诊断和治疗指南(2018年版).中华结核和呼吸杂志，2018，41(4)：255-280.

3.American Thoracic Society，Infectious Diseases Society of America. Guidelines for the management of adults with hospital-acquired，ventilator-associated and healthcare associated pneumonia. Am J Respir Crit Care Med，2005，171(4)：388-416.

4.中华医学会重症医学分会. 呼吸机相关性肺炎诊断、预防和治疗指南(2013).中华内科杂志，2013，52(6)：524-543.

5.KALIL A C，METERSKY M L，KLOMPAS M，et al. Management of adults with hospital，acquired and ventilator associated pneumonia：2016 clinical practice guidelines by the infectious diseases society of America and the American thoracic society. Clin Infect Dis，2016，63(5)：e61-e111.

第三节　导尿管相关尿路感染预防与控制

◉编写：丁黎敏

课程视频
二维码

一、概　述

导尿管相关尿路感染（catheter-associated urinary tract infection，CAUTI）是指患者留置导尿管后，或者拔除导尿管48小时内发生的泌尿道感染。

尿路感染是常见的医院感染，仅次于呼吸道感染，占医院感染的30%~40%。在这些尿路感染的病例中，有75%~80%是由留置导尿管所引起的，即CAUTI。有报道显示，留置导尿管患者的尿路感染风险以每天3%~10%的速度递增，留置导尿管超过10天的患者中有一半能够检测到菌尿。CAUTI延长患者的平均住院天数，增加住院费用，加重社会和家庭的经济负担，严重者可并发肾乳头坏死、肾周脓肿及败血症。由CAUTI引起继发性败血症的死亡率可达10%~13%。通过推荐的预防控制措施，17%~69%的CAUTI可被预防。医疗机构和医务人员应当针对危险因素，加强导尿管相关尿路感染的预防与控制工作。

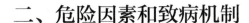

二、危险因素和致病机制

（一）危险因素

1. 患者方面：主要包括患者的年龄、性别、基础疾病、免疫力和其他的健康状况等。

2. 导尿管置入与维护方面：主要包括导尿管的留置时间、导尿管的置管操作、导尿管的材质、导尿管的护理质量和抗菌药物的不合理使用等。

（二）致病机制

导尿管相关尿路感染的方式主要为逆行性感染，包括以下2种途径。

1. 腔外途径：由于置管时尿道口和导尿管前端的细菌随着导尿管的插入而定植，从而导致 CAUTI 的发生。

2. 腔内途径：主要是由于导尿管的密闭引流系统遭到破坏或引流袋被污染，细菌在导尿管腔内上行至膀胱而导致感染发生。

三、诊断标准

（一）临床诊断

当患者出现尿频、尿急、尿痛等尿路刺激症状，或者有下腹触痛、肾区叩痛，伴有或不伴有发热，并且尿检白细胞：男性≥5个/高倍视野、女性≥10个/高倍视野时，插导尿管者应当结合尿培养。

（二）病原学诊断

在临床诊断的基础上，要符合以下条件之一。

1. 清洁中段尿或者导尿留取尿液（非留置导尿）培养革兰氏阳性球菌的菌落数≥10^4CFU/mL，革兰氏阴性杆菌的菌落数≥10^5CFU/mL。

2. 耻骨联合上膀胱穿刺留取尿液培养的细菌菌落数≥10^3CFU/mL。

3. 新鲜尿液标本经离心应用相差显微镜检查，在每30个视野中有半数视野见到细菌。

4. 经手术、病理学或者影像学检查，有尿路感染证据的。

（三）无症状性菌尿症

患者虽然没有症状，但在1周内有内镜检查或导尿管置入，尿液培养革兰氏阳性球菌的菌落数≥10^4CFU/mL，革兰氏阴性杆菌的菌落数≥10^5CFU/mL，应当诊断为无症状性菌尿症。

四、预防措施

（一）留置导尿管前的预防控制措施

1.严格掌握留置导尿管的适应证

其适应证有急性尿潴留或梗阻，需要精确监测尿量的危重症患者；某些特定手术的围手术期患者；有严重会阴和骶骨伤口的尿失禁患者；因创伤或手术而需要严格长期卧床者等。

2.物品准备

（1）无菌导尿包：用前仔细检查，如发现导尿包过期以及外包装破损、潮湿，不应使用；可重复使用的导尿包按规定处理；一次性导尿包符合国家的相关要求，不应重复使用。

（2）导尿管：根据患者的年龄、性别、尿道等情况选择型号大小、材质合适的导尿管，最大限度地降低尿道损伤和尿路感染的概率。

（3）引流装置：应采用密闭式引流装置。

3.人员准备

（1）应告知患者及家属留置导尿管的目的，配合要点和置管后的注意事项。

（2）医务人员熟练掌握无菌技术、导尿操作等相关的操作规程。

（二）留置导尿管时的预防控制措施

1.严格进行无菌操作

（1）医务人员应严格执行手卫生，戴无菌手套、一次性帽子。

（2）使用合适的消毒剂，充分消毒尿道口及其周围的皮肤黏膜。

1）男性：洗净包皮及冠状沟，然后自尿道口、龟头向外旋转擦拭消毒。

2）女性：由上至下、由内向外清洗外阴，然后清洗并消毒尿道口、前庭、两侧的大小阴唇，最后是会阴、肛门。

（3）准确地铺好无菌巾，避免污染尿道口。

（4）操作过程中，如尿管被污染，应重新更换。

2.注意事项

（1）置管过程中，动作宜轻柔，避免损伤尿道黏膜。

（2）导尿管插入的深度适宜，确保尿管固定稳妥。

（3）置管过程中指导患者放松，协调配合。

（三）留置导尿管后的预防控制措施

1. 导尿管的管理

（1）应妥善固定尿管，避免打折、弯曲。

（2）应保持尿液引流系统的通畅性和密闭性，活动或搬运时夹闭引流管，防止尿液逆流。

（3）患者沐浴或擦身时应注意对导尿管的保护，避免导尿管浸入水中。

（4）不提倡频繁更换导尿管，遵循产品说明书的频率来更换导尿管，导尿管发生阻塞、脱出或污染以及留置导尿装置的无菌性和密闭性被破坏时更换导尿管，更换导尿管时应同时更换集尿袋。

（5）患者出现尿路感染症状时，应及时留取尿液标本进行病原学检测，并更换导尿管和集尿袋。

2. 集尿袋的管理

（1）集尿袋的高度低于膀胱水平，不应接触地面，防止逆行感染。

（2）定期更换集尿袋（普通尿袋2次/周）；更换导尿管时，应同时更换集尿袋。

（3）使用个人专用收集容器或清洗消毒后的容器，及时清空集尿袋中的尿液；清空集尿袋中的尿液时，应遵循无菌操作的原则，避免集尿袋的出尿口触碰到收集容器的表面。

3. 注意事项

（1）应每天评估留置导尿管的必要性，应尽早拔除导尿管。

（2）医护人员在维护导尿管及任何与导尿管相关的操作前后，均应严格执行手卫生。

（3）每日清洁尿道口，对大便失禁的患者清洁后还应进行消毒。

（四）不推荐的预防控制措施

1. 不宜常规使用包裹银或抗菌的导尿管。

2. 不应常规进行膀胱冲洗或灌注；若发生血块堵塞或尿路感染时，可进行膀胱冲洗或灌注。

3. 不宜频繁更换导尿管。

4. 不常规进行全身性、局部性、预防性使用抗菌药物。

5. 不常规使用消毒剂消毒尿道口的周围区域。

6. 不建议筛查无症状菌尿。

7. 不建议治疗导尿患者的无症状菌尿。

思考题:

1. 请思考: 导尿管相关尿路感染的诊断标准有哪些?
2. 请思考: 导尿管相关尿路感染的防控措施包括哪些?

参考文献

1. 胡必杰, 高晓东, 韩玲样, 等. 医院感染预防与控制标准操作规程. 2版. 上海: 上海科学技术出版社, 2019.

2. 彭飞. 导尿管相关尿路感染防控最佳实践——《导管相关感染防控最佳护理实践专家共识》系列解读之一. 上海护理, 2019, 19(6):1-4.

3. 重症监护病房医院感染预防与控制规范 WS/T 509-2016. [2023-07-07]. http://www.nhc.gov.cn/fzs/s7852d/201701/b11cdd47e5624d698f0d1f3e25e0c9b8.shtml.

课程视频
二维码

第四节　手术部位感染预防与控制

●编写: 张丽杰

　　1999年, 美国疾病预防和控制中心根据多年的监测结果, 提出手术部位感染 (surgical site infection, SSI) 概念来代替以往使用的手术切口感染。手术部位感染 (SSI) 是最常见的卫生保健相关感染之一, 易增加患者的经济负担, 延长住院天数, 甚至危及患者的生命安全。预防SSI需要在术前、术中和术后共同采取一系列的措施。SSI是可预防的医院感染, 制定全面的SSI的预防措施尚需更多高质量的循证医学证据。本章节主要参考中华医学会外科学分会外科感染与重症医学学组、中国医师协会外科医师分会肠瘘外科医师专业委员会在2019年制定的《中国手术部位感染预防指南》从而进行编写。

一、概　述

（一）定　义

SSI是指继发于由手术操作形成的伤口中的感染，包括发生在手术切口、深部器官/腔隙的感染。感染仅限于皮肤和皮下组织内的，为浅表切口SSI；感染延伸到筋膜和肌肉等深部组织的，为深部切口SSI；感染累及除切口外的任何术中打开或进行操作的解剖部位的，为器官/腔隙SSI。

（二）流行病学特征

SSI是中低收入国家中最多见、最高发的卫生保健相关感染（health care-associated infection，HAI），总体发生率达11.8%（1.2%~23.6%）；而在高收入国家，SSI的发生率为1.2%~5.2%。虽然SSI的发生率在高收入国家明显得到降低，但依然是第二常见的HAI。在手术患者中，SSI是最常见的院内感染形式。在不同的切口类型、不同的手术部位、不同的手术风险系数方面，SSI率都存在一定的差异。

二、危险因素和致病机制

（一）危险因素

SSI的微生物主要来源于手术部位邻近的皮肤及其关联结构（如指甲、肛门、外阴等）。发生SSI的危险因素（表7-4-1）除了手术切口外，患者本身及围术期因素也会对SSI产生较大的影响。往往因多种因素同时存在或混杂，导致SSI的发生、发展。因此，改善基础疾病，加强预防与控制感染发生的相关措施是十分重要的。

表7-4-1　SSI发生的危险因素

分类	危险因素
微生物因素	参与SSI的微生物主要来源于切口周围的皮肤组织，或手术入路经过的深层结构（如肠道细菌在肠道相关手术中造成感染）。SSI常见的致病菌有金黄色葡萄球菌、凝固酶阴性葡萄球菌、大肠杆菌、粪肠球菌和铜绿假单胞菌
患者因素	患者本身的特质对SSI发生的潜在风险有较大的影响，如年龄、肥胖、吸烟、糖尿病、营养不良、血脂异常及免疫抑制等
围术期因素	术前皮肤准备（沐浴/擦浴、备皮），预防性使用抗菌药物，术前皮肤消毒，术中体温，手术方式，手术范围，手术时间，出血量，手术的熟练程度，器械清洗灭菌的质量，手术室的环境，手术部位引流，手术部位换药，术后康复等环节均会对SSI的发生产生影响

（二）致病机制

手术不可避免地会损伤患者的皮肤或黏膜屏障，在伤口开放的操作过程中微生物也可能会进入伤口。同时，伤口提供了一个潮湿、温暖、营养丰富且易于微生物寄生和繁殖的环境。创伤伤口的研究显示细菌污染超过10^5个/g时可以造成感染，如果手术部位有异物（如缝合丝线上仅需要100个/g细菌即可造成感染）存在的情况下，导致感染所需的微生物的量大大减少。

三、诊断标准

（一）浅表切口手术部位感染

浅表切口手术部位感染是指术后30日内发生的仅累及手术切口的皮肤或皮下组织的感染，并且至少有以下一种情况：①来自浅表切口的脓性引流液；②通过无菌方式从浅表切口取得的液体或组织培养分离出微生物；③至少有一项感染的症状或体征，比如压痛、局部水肿、红肿或发热。

以下情况不能报告为浅表切口手术部位感染：①针眼脓肿（缝线穿透部位的微小炎症和渗出）；②会阴切开术或新生儿包皮环切术的手术部位的感染；③感染的烧伤伤口；④延伸到筋膜和肌层的切口SSI。

（二）深部切口手术部位感染

深部切口手术部位感染是指无植入物手术后30日内，有植入物手术后1年内出现的与手术有关的感染，并且感染累及手术切口深部的软组织（如筋膜和肌层）。至少符合以下一条：①来自手术部位深部切口的脓性引流液，不涉及手术部位的器官/腔隙。②自发性裂开，或由手术医生有意敞开的深部切口患者至少有以下一项症状体征：发热（＞38℃），局部疼痛或压痛。③通过直接检查或再次手术，或通过组织病理学/放射学检查发现脓肿或其他累及深部切口的感染证据。④由手术医生或主治医生诊断的深部切口手术部位感染。

同时累及浅表和深部切口感染，应报告为深部切口SSI。器官/腔隙感染的引流液经过切口，应报告为深部切口SSI。

（三）器官/腔隙手术部位感染

器官/腔隙手术部位感染是指无植入物手术后30日内，有植入物手术后1年内出现的与手术有关的感染，并且感染累及除切口外的任何手术中打开或进行操作的解剖部位（如器官或腔隙），至少符合以下一项：①通过伤口进入器官/组织，用棉签发现脓性引流物。②采用无菌技术从器官/腔隙中获得的液体或组织培养出微生物。③通过直接检查、再次手术或组织病理学或放射检查发现累及器官/腔隙的脓肿或其他的感染证据。④由手术医生或主治医生诊断的器官/腔隙感染。

四、预防措施

（一）核心的预防控制措施

1. 合理预防性应用抗菌药物

针对术中可能的污染菌选择药物类别。在皮肤、黏膜切开前30~60分钟或麻醉开始时给药，并考虑药物的半衰期。万古霉素、氟喹诺酮类由于需输注较长的时间，应在手术前1~2小时开始给药。

术中追加指征：手术时间超过药物半衰期的2倍或失血量＞1500mL。

术后用药时限：用药时间不超过24小时，心脏手术可视情况延长至48小时。Ⅲ类切口手术必要时延长至48小时。

2. 外科手消毒

外科手术前，遵循"先洗手后消毒"的原则进行外科手消毒，即先外科洗手，然后免冲洗外科手消毒。水龙头应为非手触式。洗手之前应先摘除手部饰物，修剪指甲，长度不应超过指尖。确保手消毒剂完全覆盖双手、前臂、上臂下1/3皮肤区域，直至消毒剂干燥，具体参照第三章第二节。

3. 严格遵循无菌操作

术中严格遵循无菌操作，动作轻柔，缝合不留无效腔。使用最大的无菌屏障措施。

（二）一般的预防控制措施

1. 术前沐浴

术前晚或更早时间里患者使用抗菌/非抗菌皂液或其他抗菌剂进行淋浴或全身沐浴。

2. 成年患者择期结肠/直肠手术时宜机械性肠道准备（mechanical bowel preparation, MBP）联合口服抗菌药物

不应单独使用MBP，口服抗菌药物应在MBP后。联合使用口服抗菌药物和MBP不能取代手术前的预防性抗菌药物。

3. 去定植

鼻前庭携带金黄色葡萄球菌的患者术前宜去定植。进行心胸外科或骨科手术时应使用2%莫匹罗星软膏联用或不联用葡萄糖酸氯己定沐浴去定植。莫匹罗星软膏可从入院当天

使用直到手术当天，每天使用2次；也可在手术前使用5~7天，每天使用2次。

4. 维持围手术期的正常体温

使用充气加热毯、循环温水床垫、电阻加热毯等保温设备主动保温，冲洗液、输血、输液宜加温（37℃），维持核心体温≥36℃。心脏手术等对体温有特殊要求的手术除外。

5. 围手术期的血糖控制

无论是否患有糖尿病，都应监测并控制患者围手术期的血糖，血糖的目标水平应小于11.1mmol/L，应综合判定特殊人群的控制目标。控制血糖的过程中，应注意防止低血糖。

6. 保持术中空气洁净

减少术中手术门开关的频次，减少术中人员的走动，限制参观人数。

7. 营养支持

建议接受大手术的低体重患者口服或鼻饲富含多种营养素配方的营养液以预防SSI。

8. 正确引流

对于需引流的切口，首选闭式引流，应远离切口部位戳孔引流，位置适当以确保充分引流；除非有必要，尽早拔除引流管。

（三）不推荐的预防控制措施

1. 不推荐对准备接受手术的患者去除毛发

如果确有必要，只能使用非损伤皮肤的方法去除毛发。无论在术前几天还是手术当天，均强烈反对使用剃刀去除毛发。去除毛发虽然有利于暴露手术切口和做标记，但是去除的方法不当可增加皮肤的创伤，增加SSI发生的风险。

2. 不推荐术后延长预防性使用抗菌药物的时间

越来越多的证据表明术前单剂量给药（含手术时间长导致术中增加给药）的效果不劣于术后继续给药。因此，为避免延长用药可能带来的抗菌药物耐药，在手术结束后，不应以预防SSI为目的继续给药。

因为存在切口引流而延长预防性抗菌药物的使用时间，这不能降低SSI的发生率，因此，不建议因存在切口引流而延长围手术期预防性抗菌药物的使用时间。

3. 不推荐用抗菌药物冲洗切口和手术区域

使用抗菌药物溶液冲洗切口和不冲洗切口或与生理盐水冲洗对比，SSI的发生率的差异无统计学意义。为避免耐药等不良后果，不推荐用抗菌药物冲洗切口和手术区域。如需冲洗，可考虑聚维酮碘溶液或生理盐水。

思考题

1.请思考：SSI 的诊断标准是什么？

2.请思考：如何预防 SSI ？

参考文献

1.TI and prevention guideline for the prevention of surgical site infection. JAMA Surg，2017，152（8）：784-791.

2.中华医学会外科学分会外科感染与重症医学学组，中国医师协会外科医师分会，肠瘘外科医师专业委员会.中国手术部位感染预防指南.中华胃肠外科杂志，2019，22(4)：301-313.

3.李文华，法淑春，修玉才，等.外科手术部位感染危险因素研究进展.中国医药，2017，12(12)：1915-1917.

4.茅红燕，赵琼兰.结直肠癌患者手术部位感染及其影响因素的研究进展.中国实用护理杂志，2017，33(27)：2154-2157.

课程视频
二维码

第五节　多重耐药菌感染预防与控制

◉ 编写：吕　昕

一、概　述

多重耐药菌（multidrug-resistant organism，MDRO）指对临床使用的三类或三类以上抗菌药物同时呈现耐药的细菌。常见的多重耐药菌包括耐甲氧西林金黄色葡萄球菌、耐万古霉素肠球菌、产超广谱β-内酰胺酶肠杆菌科细菌、耐碳青霉烯类肠杆菌科细菌、多重耐药铜绿假单胞菌、多重耐药鲍曼不动杆菌等。近年来，多重耐药菌已经成为医院感染的重要病原菌，其引起的感染呈现复杂性、难治性等特点，感染类型主要包括泌尿道感染、外科手术部位感染、医院获得性肺炎、导管相关血流感染等。加强多重耐药菌的医院感染管理，规范多重耐药菌感染预防和控制，以减缓多重耐药菌的产生，阻断多重耐药菌的传播，具有现实紧迫性。

二、危险因素和致病机制

（一）危险因素

MDRO感染的危险因素主要包括：年老；免疫功能低下（包括患有糖尿病、慢性阻塞性肺疾病、肝硬化、尿毒症的患者，长期使用免疫抑制剂治疗、接受放射治疗和/或化学治疗的肿瘤患者）；接受中心静脉插管、机械通气、泌尿道插管等各种侵入性操作；近期（90天内）接受3种及以上抗菌药物治疗；既往多次或长期住院；既往有MDRO定植或感染史等。

常见的医院感染类型包括医院获得性肺炎、血流感染（包括导管相关血流感染）、手术部位感染、腹腔感染、导尿管相关尿路感染、皮肤软组织感染等。

（二）致病机制

细菌对抗菌药物的耐药机制主要有药物作用靶位改变；产生抗菌药物灭活酶，如氨基糖苷修饰酶；药物到达作用靶位量的减少，包括外膜孔蛋白通透性下降及外排泵的过度表达等；细菌的耐药基因在细菌间传播从而造成的耐药，如携带多重耐药基因的质粒在肠杆菌科细菌间传播的耐药。

其中，MRSA的耐药机制主要为携带 *mecA* 基因编码的青霉素结合蛋白2α与β-内酰胺类抗菌药物的亲和力极低，而青霉素结合蛋白具有促进细菌细胞壁合成的作用，使β-内酰胺类抗菌药物不能阻碍细胞壁肽聚糖层合成，从而产生耐药。耐万古霉素肠球菌对万古霉素的耐药性多数是由位于染色体或质粒上的耐药基因簇引起的。超广谱β-内酰胺酶是肠杆菌科细菌对β-内酰胺类抗菌药物耐药的主要机制。

医院内MDRO的传播源包括生物性和非生物性传播源。MDRO感染患者及携带者是主要的生物性传播源。被MDRO污染的医疗器械、环境等构成非生物性传播源。传播途径呈多种形式，其中，接触（包括媒介）传播是MDRO医院内传播的最主要的途径；咳嗽能使口咽部及呼吸道的MDRO通过飞沫传播；空调出风口被MDRO污染时可发生空气传播；其他产生飞沫或气溶胶的操作也导致MDRO的传播风险增加。

三、诊断标准

多重耐药菌的不同菌种的诊断不完全一致。通用的诊断标准是对三类及以上不同类别的抗菌药物不敏感，包括耐药和中介。推荐进行药敏测定的每类抗菌药中，至少1种不敏感，即认为此类抗菌药耐药。

广泛耐药（extremely-drug resistance，XDR）：除1~2类抗菌药（主要指多黏菌素和替加环素）外，几乎对所有类别的抗菌药物不敏感。

全耐药（pan-drug resistance，PDR）：对目前临床应用的所有类别的抗菌药物中的所有品种均不敏感。

四、预防措施

（一）加强手卫生管理

经手传播病原菌是主要的接触传播的途径之一。严格执行手卫生可有效降低患者发生医院感染的发生率。医务人员在接触患者前、实施清洁/无菌操作前、接触患者后、接触患者的血液/体液后以及接触患者的环境后均应进行手卫生。手卫生设施是实施手卫生的保障，应遵循方便可及的原则，并开展手卫生检查与信息反馈，提高医务人员手卫生的依从性和正确性。手卫生的设施要求、手卫生方法及手卫生依从性监测详见第三章第二节。

（二）开展多重耐药菌监测

多重耐药菌监测是MDRO医院感染防控措施的重要组成部分。对多重耐药菌感染患者或定植高危者进行监测，及时采集有关标本并安排送检，必要时开展主动筛查，以及时发现、早期诊断多重耐药菌感染患者和定植患者。通过环境卫生学监测，可了解环境MDRO的污染状态。通过细菌耐药性监测，可以掌握MDRO的现状及变化趋势，发现新的MDRO，评估针对MDRO医院感染干预措施的效果等。

常用的监测方法包括日常监测、主动筛查和暴发监测。日常监测包括临床标本和环境MDRO监测；主动筛查是通过对无感染症状患者的标本（如鼻拭子、咽拭子、肛拭子或大便）进行培养、检测，发现MDRO定植者；暴发监测指重点关注短时间内一定区域的患者分离的同种同源MDRO及其感染情况。

临床标本MDRO监测中需注意排除影响监测结果的各种因素。MDRO主动筛查通常选择细菌定植率较高且方便采样的2个或2个以上部位来采集标本，以提高检出率；MRSA主动筛查常选择鼻前庭拭子，并结合肛拭子或伤口取样结果；VRE主动筛查常选择粪便、肛拭子样本；多重耐药革兰氏阴性菌主动筛查标本为肛拭子，并结合咽喉部、会阴部、气道内及伤口部位的标本。有条件的医院可开展对特定MDRO的分子生物学同源性监测，观察其流行病学特征。为避免高估MDRO感染或定植情况，分析时间段内，将同患者住院期间多次送检多种标本分离出的同种MDRO应视为重复菌株，只计算第1次的培养结果。

（三）严格实施隔离措施

医疗机构应当对所有患者实施标准预防措施，对确定或高度疑似多重耐药菌感染患者或定植患者，应当在标准预防的基础上，实施接触隔离措施，预防多重耐药菌的传播。医疗机构应按《医院隔离技术规范》实施接触隔离预防措施，能有效阻断MDRO的传播。

1. MDRO感染/定植患者安置

尽量选择单间隔离，也可以将同类多重耐药菌感染患者或定植患者安置在同一个房间里。隔离房间应当有接触隔离标识。不宜将多重耐药菌感染或者定植患者与留置各种管道、有开放伤口或者免疫功能低下的患者安置在同一个房间里。多重耐药菌感染或者定植患者转诊之前应当通知接诊的科室，采取相应的隔离措施。没有条件实施单间隔离时，应当进行床旁隔离。

2. 隔离预防措施

与患者直接接触的相关医疗器械、器具及物品，如听诊器、血压计、体温计、输液架等宜专人专用，并及时进行清洁、消毒。对于轮椅、担架、床旁心电图机等不能专人专用的医疗器械、器具及物品，要在每次使用后擦拭消毒。医务人员对患者实施诊疗护理操作时，应当将高度疑似或确诊多重耐药菌感染患者或定植患者安排在最后进行。接触多重耐药菌感染患者或定植患者的伤口、溃烂面、黏膜、血液、体液、引流液、分泌物、排泄物时，应当戴手套，必要时穿隔离衣，完成诊疗护理操作后，要及时脱去手套和隔离衣，并进行手卫生。患者在隔离期间产生的生活垃圾均按医疗废物处理。

3. 隔离期限

感染患者、定植者的隔离期限尚不确定，原则上应隔离至感染临床症状好转或治愈，如为耐万古霉素金黄色葡萄球菌感染，需连续2次培养阴性，间隔24小时以上。

（四）遵守无菌技术的操作规程

医务人员应当严格遵守无菌技术的操作规程，特别是在实施各种侵入性操作时，应当严格执行无菌技术操作和标准操作规程，避免污染，能有效预防多重耐药菌感染。

（五）合理使用抗菌药物

抗菌药物选择性压力是细菌产生耐药性的主要原因。严格执行抗菌药物临床使用的基本原则，正确、合理地实施个体化抗菌药物的给药方案，根据临床微生物的检测结果，合理选择抗菌药物，严格执行围术期抗菌药物预防性使用的相关规定，避免因抗菌药物使用不当而导致发生细菌耐药，延缓和减少MDRO的产生。详见第二章第四节、第五节。

（六）落实环境和设备的清洁、消毒

加强MDRO感染/定植患者诊疗环境的清洁、消毒工作，尤其是高频接触的物体表面，对降低MDRO在环境表面的污染至关重要。遵循先清洁再消毒的原则。当受到患者的血液、体液等污染时，应先去除污染物，再进行清洁与消毒。患者出院或转往其他科室后，应执行终末消毒。在环境表面检出MDRO时，应增加清洁和消毒的频率。出现多重耐药菌感染暴发或者疑似暴发时，应当增加清洁、消毒的频次。在环境清洁、消毒时使用的布巾、地巾等清洁工具须经过规范的复用处理后方能重复使用。环境清洁、消毒的方法以及环境清洁卫生质量标准详见第五章第二节。

（七）加强重点环节管理

预防和控制多重耐药菌的医院感染，要加大对重症监护病房、新生儿室、血液科病房、呼吸科病房、神经科病房、烧伤病房等重点部门的管理力度，要加大对长期收治在重症监护病房、接受过广谱抗菌药物治疗或抗菌药物治疗效果不佳、留置各种管道以及合并慢性基础疾病的患者等重点人群的管理力度，落实各项防控措施。

多重耐药菌感染防控视频：医患篇二维码

（八）不推荐的预防控制措施

1. 对于单一药物可有效治疗的感染，常规不建议联合用药。

2. 需要预防性用药时，不建议盲目地选用广谱抗菌药或多药联合预防多种细菌多部位感染，应仅针对1种或2种最有可能的细菌的感染用药，避免不必要的联合使用。

多重耐药菌感染防控视频：医护篇二维码

3. 不建议常规开展环境MDRO监测，仅当有流行病学证据提示MDRO的传播可能与医疗环境污染相关时才进行监测。

⊕ 思考题

1. 请思考：多重耐药菌感染的危险因素有哪些？

2. 请思考：多重耐药菌感染的预防与控制措施有哪些？

⊕ 参考文献：

1.《抗菌药物临床应用指导原则》修订工作组.抗菌药物临床应用指导原则（2015年版）.北京：人民卫生出版社，2015.

2. 多重耐药菌医院感染预防与控制技术指南（试行）.[2023-07-07].http://www.nhc.gov.cn/cms-search/xxgk/getManuscriptXxgk.htm?id=50487.

3. 黄勋，邓子德，倪语星，等.多重耐药菌医院感染预防与控制中国专家共识（2015年版）.中国感染控制杂志，2015，14（1）：1-8.

课程视频
二维码

第六节 新生儿感染的预防与控制

◉ 编写：张丽杰

感染性疾病是新生儿期的重要疾病之一，也是引起新生儿死亡的主要原因。近年来，随着对感染性疾病认识的加深、预防措施的改善，发病率有逐年减少的趋势，但感染性疾病的发生率及死亡率在新生儿疾病中仍占重要位置。

一、概　述

（一）定　义

新生儿感染性疾病包括病毒、细菌和其他病原菌引起的感染性疾病。

新生儿病毒感染的病原较多，有巨细胞病毒（cytomegalo virus，CMV）、风疹病毒（rubella virus，RV）、单纯疱疹病毒（herpes simplex virus，HSV）、水痘-带状疱疹病毒（varicella-zoster virus，VZV）、人类免疫缺陷病毒（human immunodeficiency virus，HIV）、柯萨奇病毒（coxsackie virus，Cox V）、埃可病毒（Enteric Cytopathic Human Orphan virus）、EB病毒（Epstein-Bar virus，EBV）、人细小病毒B_{19}（human parvovirus B_{19}，HPV-B_{19}）、呼吸道合胞病毒（respiratory syncytial virus，RSV）、肝炎病毒（hepatitis virus，HV）、轮状病毒（rotavirus）、腺病毒（adenovirus）等。

新生儿细菌感染包括全身性感染、肺炎、尿路感染、化脓性关节炎、化脓性骨髓炎、腹泻、中耳炎等。

其他的感染性疾病包括先天性梅毒、先天性疟疾、真菌感染、先天性弓形虫病、衣原体感染、支原体感染。

因新生儿感染的非特异性的全身表现较多，而其特异性局部表现较少，出现较晚，常缺乏典型表现，故常需做相应的辅助检查。

（二）流行病学特征

全球新生儿的主要死亡原因依次为早产及其并发症（35%）、感染（27%）和分娩相关并发症（23%）。我国由于地区之间经济医疗水平发展不均衡，新生儿的死亡原因不尽相同。目前在沿海经济发达地区，出生缺陷和早产已经成为新生儿死亡的首要原因，与发达国家相似；在不发达地区，新生儿窒息和有感染性疾病仍占重要地位。随着医疗技术水平和管理规范性得到提高，新生儿感染导致死亡所占的比例逐渐降低，但新生儿的感染防治仍不可忽视。

新生儿细菌感染的发病率高，尤其是早产儿、极低出生体重儿。国外败血症、脑膜炎、尿路感染的早产儿比足月儿高3~10倍，在国内的发病率更高，是导致新生儿死亡的重要原因。在国内以肺炎最常见，其次为败血症；尿路感染较少，这与未普遍检查尿液有关。据估计，全球每年大约有12.8万~21.5万5岁以下儿童死于轮状病毒感染所致的胃肠炎及相关的并发症。在中国，5岁以下儿童腹泻中轮状病毒的感染率为31.6%~38.9%。

二、危险因素和致病机制

（一）危险因素

发生新生儿感染的危险因素涉及多个方面，可分为母体因素、新生儿和外源性因素三方面，主要的危险因素见表7-6-1。往往多种因素同时存在或混杂，导致新生儿感染的发生、发展。因此，加强预防与控制感染发生的相关措施是十分重要的。

表7-6-1　新生儿感染发生的危险因素

分类	危险因素
母体因素	母亲妊娠及产时的感染史
	母亲产道有特殊细菌的定植
	产科因素有胎膜早破、产程延长、羊水混浊等
新生儿因素	黏膜屏障功能较差
	屏障功能不全
	淋巴结发育不全
	非特异性体液免疫功能不足
	非特异性细胞免疫功能不足
	特异性体液免疫功能不足
	特异性细胞免疫功能不足
	细菌感染与机体的反应
外源性因素	长期使用广谱抗菌药物和激素
	侵入性操作，如气管插管、静脉留置导管等
	消毒不彻底（环境、物品、器械）
	手卫生不到位

（二）致病机制

人类免疫系统的发育虽始于胚胎早期，但因胎儿一般处于无病原菌的环境中，缺乏各种微生物抗原的刺激；新生儿突然结束了胎内的寄生生活，尚未成熟的免疫系统仍处在一定程度的抑制状态。因此，新生儿对很多的微生物高度易感，尤其是细菌；胎龄、日龄越小，免疫功能和局限感染能力越差，感染越易扩散；这常导致肺炎、败血症、脑膜炎等。决定感染是否发生，一方面依细菌的毒力、数量、侵入方式与侵入时间而定，但更重要的因素是与个体当时的免疫状态有关。

病毒通过不同的传播途径进入胎儿或新生儿体内，一些病毒可引起短暂的病毒血症，到达被攻击的靶细胞后，通过病毒吸附蛋白质与靶细胞受体结合，然后由胞饮作用被吞入细胞内，在靶细胞内病毒脱去其外壳释放核酸，接着通过核酸携带的遗传信息在细胞内进行病毒基因复制及蛋白质的合成，最后新合成的基因和蛋白质装配成新一代病毒后释放出细胞外，引起第二次病毒血症，并经血流或淋巴液至网状内皮系统或在靶器官中继续复制。

病毒感染后，经过潜伏期、病毒血症期后，由于不同病毒引起的疾病机制不同，对器官组织的亲嗜性不同，感染后的病理损害及后果亦不相同。但常见的有如下几种改变：①溶细胞性感染，使受感染细胞溶解、坏死，细胞功能完全丧失。②诱导免疫病理作用：细胞毒性T淋巴细胞针对受感染细胞发生反应，经多种细胞因子作用，使受感染细胞死亡。③细胞转化作用：一些病毒感染细胞后引起细胞增殖加强。④潜伏感染及激活：一些病毒感染后，在组织细胞内长期潜伏，当机体的抵抗力降低后，病毒复制重新活跃。⑤持续带病毒的状态，病毒可在体内复制，但不引起明显的病变和临床表现。

三、诊断标准

结合病史、临床表现、实验室检查结果进行诊断。

（一）病毒感染

1.病史
凡有以下病史者应考虑新生儿病毒感染的可能性。

（1）孕母过去有死胎、流产、死产史。

（2）孕母孕期有病毒感染史，如上呼吸道感染、风疹病毒、疱疹病毒感染史。

（3）孕母及家庭成员或接触新生儿的护理人员为病毒携带者，尤其是孕期或接触新生儿时有高度传染性的感染者。

（4）母在孕期、新生儿出生后有输血史。

（5）新生儿出生后有反应差、哭声差、喂养困难、体重不增。

（6）新生儿肝脏、脾大，具有结合和未结合胆红素增高的病理性黄疸。

2.临床表现

不同的病毒感染胎儿、新生儿既有相似的临床表现，又具有不同的特征。同一病毒在不同时间感染胎儿或新生儿的损害程度、临床表现也不一致。

（1）流产、死胎、死产是大多数病毒宫内感染，尤其是早期感染的共同表现。

（2）先天畸形，如小头畸形、先天性心脏病、白内障、青光眼等与部分病毒在胎儿早期感染有关。

（3）宫内发育迟缓为胎儿时期感染病毒的常见表现。

（4）急性病毒感染表现，如发热、黄疸、全身症状等是病毒感染急性期的共同表现。

（5）不同病毒感染的表现为不同器官系统受损的症状更为突出。

3.实验室检查

（1）一般的实验室检查：除血常规、大便常规、小便常规外，根据不同的临床表现应行脑脊液、肝、肾、心电图、X线片、头颅CT、听力、视力测定等检查项目。

（2）病理学检查

1）组织病理学检查：某些病毒感染后，会出现特异性的病理改变，具有一定的诊断价值。利用组织病理免疫荧光检查方法，可在受感染组织中检测出病毒抗原。

2）脱落细胞检查：某些新生儿病毒感染性疾病，可利用尿或唾液中的脱落细胞检查出与组织病理相似的细胞改变而有利于诊断。

（3）病毒学检查：是确诊胎儿、新生儿病毒感染的必要的检查方法。

1）病毒分离：是最可靠的能直接诊断病毒感染的方法。从组织、体液或分泌物中分离出病毒即可确诊。

2）病毒DNA检测：近年来，国内外采用DNA杂交技术已能对多种病毒DNA进行检测，具有快速、特异性强、敏感度高等优点。

3）病毒mRNA检查：已在一些病毒检测中得到应用，该检测有利于近期活动性感染的确定。

4）病毒抗原检测：细胞内病毒抗原可采用免疫组织化学法（免疫荧光和免疫酶染）、免疫电镜等技术检测。亦可用多种免疫学方法（如免疫荧光、酶联免疫吸附法、放射免疫法等）检测体液或分泌物中的可溶性抗原。一般而言，检测出病毒抗原，即可确诊。

（4）血清中病毒抗体检测：可利用多种血清学方法，如补体结合试验、中和试验、免疫荧光试验、酶联免疫吸附试验、放射免疫法等检测病儿血清中的病毒抗体，其检测出的抗体种类不同，具有不同的诊断价值。

1）IgG抗体检测：IgG抗体可以通过胎盘，故血清中检测出病毒相应的IgG抗体，不能肯定抗体由新生儿自身产生，只有在恢复期血清抗体效价增高4倍以上，才具有诊断价值。

2）IgM、IgA抗体检测：从病儿血清中检测出病毒相应的IgM、IgA抗体，可以诊断该病毒的近期感染；脐血或出生后1周以内检测出病毒相应的IgM、IgA抗体，可诊断先天性病毒感染。因此，类抗体在体内的存留时间在2~3个月左右，对于阴性结果不能肯定排除感染。又因此类抗体易受类风湿因子的影响，故应排除假阳性的可能。

3）病毒不同抗原的特异性抗体检测：检测针对同一病毒的不同抗原成分的特异性抗体。

（二）细菌感染

1. 病史及临床表现

凡有以下病史的新生儿，应考虑有细菌感染的可能。

（1）孕母在孕晚期有细菌性感染。

（2）分娩时胎儿宫内窘迫，胎膜早破或产程延长，难产，尤其有皮肤损伤或经插管抢救者。

（3）一般的表现较差，如面色不红润，反应低下，哭声减弱，少哭，吮乳无力等。

2. 实验室检查

因新生儿感染的非特异性全身表现较多，而其特异性局部表现较少，出现较晚，常缺乏典型表现，故常需做相应的辅助检查。

（1）病原菌的检出：对抗细菌感染的抗菌药物繁多，何种最佳取决于及时知道准确的病原菌。任何培养均需一定的时间，用药后细菌死亡可无生长，故各种感染液的涂片镜检是非常重要的，包括各种脓液、尿液、炎性渗出物、胃液沉淀、外耳道液、气管吸取物、穿刺抽出液、血浆白细胞层等的镜检，均可立即报告，对选用何药很有帮助。

（2）血液检查：1）血培养。2）周围全血象。正常的新生儿白细胞计数的波动范围很大，尤其生后12小时内，但任何时候均不应低于5×10^9/L，低于此水平，则提示细菌感染。C反应蛋白（C-reactive protein，CRP）、降钙素原（procalcitonin，PCT）均为诊断早期新生儿感染的敏感指标。

（3）抗原检测：可用已知抗体检测体液中的相应抗原。当涂片、培养均为阴转时仍可为阳性。对于培养费时的细菌，如结核分枝杆菌，可用聚合酶链反应（polymerase chain reaction，PCR）扩增其DNA，数小时内可检出，16Sr RNA PCR可在6~8小时诊断败血症。

（4）其他的辅助检查：肺部感染、新生儿坏死性小肠结肠炎（neonatal necrotizing enterocolitis，NEC）、骨髓炎等不能除外时，应做相应的X线检查。疑有颅内感染时，应尽早做脑脊液检查。无明确感染灶时，可耻骨上穿刺做尿液检查及培养。

（三）其他的感染性疾病

其他的感染性疾病大多数有特异性的诊断标准。

1.先天性梅毒

先天性梅毒主要根据母亲的病史、临床表现、实验室检查（梅毒特异性实验和梅毒非特异性实验）和X线检查进行诊断。

2.先天性疟疾

如母亲在妊娠期居住过或在有蚊季节旅居过疫区或患过疟疾，婴儿出生后不久有原因不明的发热、肝脾肿大、贫血等，应考虑本病。取母亲和婴儿的外周血涂片来查疟原虫，如母婴疟原虫同型，即可确诊。

3.真菌感染

真菌感染主要根据临床表现及实验室检查（发现孢子或菌丝）进行诊断。近年来，本病的基因诊断已有研究。

4.先天性弓形虫病

先天性弓形虫病的临床症状复杂，诊断较困难。对于先天性感染的诊断，首先应了解孕母的感染史、阳性体征及实验室结果，以明确孕母有无感染存在，同时须确定新生儿有无先天感染。确诊必须依靠病原或抗原及血清学证据。

5.衣原体、支原体感染

衣原体、支原体感染主要依据实验室检查，分离出相应的病原菌即可诊断。

四、预防措施

（一）核心的预防控制措施

1.加强孕期监测

避免孕期发生感染；发现细菌、病毒感染或定植早期进行干预，可以降低母儿不良结局的发生率；选用合适的分娩方式来减少胎儿与病毒的接触，如生殖道疱疹病毒感染时，剖宫产可减少分娩时的感染。

2.被动免疫

对母体孕期注射特异免疫球蛋白可减少胎儿感染，如母亲为HBeAg阳性时，孕期注射乙肝免疫球蛋白可减少胎儿的乙肝病毒的感染率。新生儿出生后立即对其注射高效价乙肝免疫球蛋白，亦有较好的短期保护作用，可减少感染的发生。

3.主动免疫

利用一些病毒疫苗预防新生儿病毒感染被认为是行之有效的。目前，国内广泛应用的乙肝疫苗对阻断母婴乙肝传播已取得很好的预防效果。国外较多应用的风疹疫苗注射亦可有效防止风疹病毒感染。单价风疹减毒活疫苗用于1岁以上儿童及对风疹易感的育龄妇女，其免疫原性和安全性均较好，接种后抗体阳性率超过95%，并维持7年以上。

4. 严格做好手卫生

由医护人员传播细菌导致的医院感染占医院感染的30%，其中，主要的病原菌来源于其手上携带的病原菌，因此，手卫生是预防医院感染的最重要、最简单的，也是最为有效的控制措施。洗手可以有效避免感染传播扩散，如获得性巨细胞病毒感染是通过直接密切接触排病毒者所致，在接触有排病毒者后应注意洗手，尽量减少传播的危险。

5. 做好消毒隔离措施

对新生儿区保持清洁干燥，做好定时通风。对环境，每日进行清洁、消毒。对新生儿的衣物做好清洁、消毒。应将感染患儿和非感染性疾病患儿分房或分区放置。新生儿的食具，如奶瓶、奶匙、药杯等，一人一用，每餐更换消毒。对医疗器械规范进行消毒、灭菌。

由于水痘和带状疱疹的主要传染源是水痘患者，因此，隔离水痘患者是预防水痘－带状疱疹病毒（varicella-zostervirus，VZV）传播的关键。对水痘患者的隔离包括呼吸道隔离和接触隔离，患者的隔离期应从出疹开始到出疹后6天，或隔离至全部水痘疱疹干燥结痂为止。

6. 药物干预

对于HIV感染新生儿，早期即可发生严重的免疫抑制，需及早进行抗反转录病毒药物干预，以最大限度地抑制病毒复制、减少耐药产生及保护免疫功能。对于梅毒感染，使用苄星青霉素进行规范治疗。对于弓形虫感染孕妇，可用螺旋霉素和克林霉素治疗。

7. 严格进行无菌操作

断脐应严格无菌，生后勤换尿布，保持脐部清洁、干燥，护理脐残端应注意无菌操作，尤其做脐血管插管时，必须严格无菌。

8. 加强随访

应重视患感染性疾病新生儿的随访。

先天性梅毒患儿疗程完成后须在第2、4、6、9、12个月追踪观察血清学试验，如对于治疗较晚者，应追踪更久，直至性病研究实验室试验滴度持续下降至最终为阴性。神经梅毒6个月后再复查脑脊液。治疗6个月内血清滴度未出现4倍下降，应视为治疗失败或再感染，根据临床复发现象可重复治疗，重复治疗的剂量应加倍。先天性梅毒在宫内或生后早期经青霉素充分治疗者，预后良好。治疗过晚，病情严重的患婴可能发生死亡。先天巨细胞病毒（cytomegalo virus，CMV）感染和极低出生体重儿新生儿期感染：在出生后前2年内接受多次听力复查（42天—3个月—6个月—1岁—1岁半—2岁）；在1岁、2岁和学龄期前后接受神经发育评估；在婴幼儿期至少每年接受1次眼科检查。

（二）不推荐的预防控制措施

1. 加用消毒剂给新生儿沐浴

因消毒剂对皮肤的作用和效果不明确，对于是否会被皮肤吸收而具有直接或间接的毒性，不清楚。对于是否可引起皮肤正常菌群的改变而有利于致病菌的入侵，也不清楚。所以，不推荐使用。

2. 断脐后常规使用纱布等物品覆盖或包扎脐带断端

断脐后常规使用纱布等物品覆盖或包扎脐带断端，因不利于脐带干燥和尽快脱落，所以，不推荐使用。

🛡 思考题

1. 请思考：新生儿感染发生的危险因素有哪些？
2. 请思考：新生儿感染的防控措施有哪些？

🛡 参考文献

1. 邵肖梅，叶鸿瑁，丘小汕. 实用新生儿学. 4 版. 北京：人民卫生出版社，2011.

2. LIU L，JOHNSON H L，COUSENS S，et al. Global，regional，and national causes of child mortality: an updated systematic analysis for 2010 with time trends since 2000.Lancet，2012，379：2151-2161.

3. 王雪莲，陈超. 中国新生儿死亡原因变迁. 中华围产医学杂志，2014，6（17）：425-427.

课程视频
二维码

第七节　免疫缺陷病的感染预防与控制

● 编写：刘文宾

免疫缺陷病（immunodeficiency disease，IDD）是一组由于免疫系统发育不全或遭受损害所致的免疫功能缺陷引起的疾病，包括原发性免疫缺陷病（primary immunodeficiency disease，PID）和继发性免疫缺陷病（secondary immunodeficiency disease，SID）。因其异质性大、易感染、难诊治和高病死率等特点，其是我国院内重症感染常见的病因之一，日益受到重视。随着相关研究的深入，PID/SID 相关感染在流行病学、临床诊治、预防和控制等方面也积累了大量的新的研究成果。2017年，中华医学会儿科学会免疫学组组织修订《原发性免疫缺陷病抗感染治疗与预防专家共识（2017年版）》。2020年，中华医学会血液病分会和中国医师协会血液科医师分会组织修订了《中国中性粒细胞缺乏伴发热患者抗菌药物临床应用指南（2020年版）》。本章节根据以上指南进行编写。

一、定　义

　　PID 是指由于免疫系统遗传基因异常或先天性免疫系统发育障碍，机体对多种病原菌易感性显著增高或发生免疫调节功能紊乱，从而引起的一类疾病。其共同特点为反复、严重、持久的感染，主要发生在儿童时期，大部分为单基因遗传。2019年，国际免疫学会联合会 PID 专家委员会的最新分类标准将 PID 分为 10 大类，共涉及由 430 种基因突变导致的 406 种 PID：①联合免疫缺陷病（combined immunodeficiency，CID）；②伴典型表现的联合免疫缺陷综合征；③抗体免疫缺陷病；④免疫失调性疾病；⑤吞噬细胞缺陷；⑥天然免疫缺陷；⑦自身炎症性疾病（autoinflammatory diseases，AID）；⑧补体缺陷；⑨单基因骨髓衰竭综合征；⑩拟表型免疫疾病。SID 是指除人类免疫缺陷病毒（HIV）所致的获得性免疫缺陷综合征外，某些基础疾病（如营养不良、感染、肿瘤、自身免疫性疾病、糖尿病等）患者，以及接受化疗或免疫抑制剂等药物治疗的患者均可有继发性免疫缺陷。继发性免疫缺陷可以是持久性的，也可以是暂时性的，当原发病治疗得当，免疫缺陷可恢复正常，本节在 SID 中以讨论血液/肿瘤患者接受放/化疗后出现中性粒细胞缺乏（粒缺），即外周血中性粒细胞绝对计数（absolute neutrophil count，ANC）$< 0.5 \times 10^9/L$，或预计 48 小时后 $ANC < 0.5 \times 10^9/L$ 伴发热（单次口温 $\geq 38.3\,℃$ 或口温 $\geq 38.0\,℃$ 持续超过 1 小时）的预防与控制为主。当 PID/SID 合并感染，则是临床的棘手问题，临床症状和体征不典型、病原菌和感染灶难明确、感染死亡率高，给临床诊治带来了巨大的挑战。

二、流行病学

　　不同类型的 PID 患者的病原菌的易感性各异，国内外尚缺乏相关的流行病学资料。中性粒细胞缺乏（简称"粒缺"）伴发热的流行病学显示超过 80% 的血液肿瘤患者和 10%~50% 的实体肿瘤患者在 ≥1 个疗程化疗后发生与粒缺有关的发热。血液肿瘤患者血流感染（blood stream infection，BSI）的相关死亡率达 7.1%~42.0%。明确感染部位者仅占

50%，最常见的感染部位是肺，其次是上呼吸道、肛周和血液等。致病菌以革兰氏阴性杆菌为主，占50%以上。常见的革兰氏阴性杆菌包括大肠埃希菌、肺炎克雷伯菌、铜绿假单胞菌、嗜麦芽窄食单胞菌和鲍曼不动杆菌；常见的革兰氏阳性球菌包括肠球菌、链球菌属、金黄色葡萄球菌和凝固酶阴性葡萄球菌。与欧美国家相比，在我国，整体人群CRE的感染发生率相对高且逐年增加，是粒缺伴发热目前面临的挑战。中国细菌耐药监测网资料显示CRE的检出率在2019年升至26.8%，以肺炎克雷伯菌最常见，其次为大肠埃希菌、阴沟肠杆菌和产期肠杆菌。接受化疗的血液恶性肿瘤患者中，确诊和临床诊断为侵袭性真菌病（invasive fungal disease，IFD）的总发生率为2.1%，尤以在诱导化疗期间最易发生，而念珠菌和曲霉菌是最常见的致病菌。但不同地区和医院（科室）存在差异，需要结合当地的流行病学数据。

三、危险因素与分层

PID/SID发生感染的危险因素涉及各个方面，主要涉及宿主自身免疫缺陷因素，其次是环境因素，但往往多种因素同时存在或混杂。因此，治疗原发疾病，加强预防与控制感染发生的相关措施是十分重要的。

粒缺伴发热的危险分层包括高危和低危患者。高危患者必须住院治疗，不符合低危标准的患者均按照高危患者处理（见表7-7-1）。同时，随着抗菌药物的问题日趋严重，还应进行耐药危险因素评估（见表7-7-2）。

表7-7-1　粒缺伴发热患者的危险分层

危险度	定义
高危	预计严重中性粒细胞缺乏（< 0.1×10^9/L）持续 > 7 天
	有以下任一种临床合并症（包括但不限于）：①血流动力学不稳；②口腔或胃肠道黏膜炎，吞咽困难；③胃肠道症状（腹痛、恶性、呕吐和腹泻）；④新发的神经系统改变或精神症状；⑤血管内导管感染，尤其是导管腔道感染；⑥新发的肺部浸润或低氧血症，或有潜在的慢性肺部疾病
	肝功能不全（转氨酶水平 > 5 倍的正常上限）或肾功能不全（肌酐清除率 < 30mL/min）
	合并其他免疫功能缺陷疾病
	接受分子靶向药物或免疫调节药物治疗
低危	预计中性粒细胞缺乏 ≤ 7 天，无活动性合并症，肝肾功能正常或损害较轻且稳定

表7-7-2 粒缺伴发热患者耐药细菌感染的危险因素

序号	危险因素
1	患者有耐药病原菌定植活感染病史：①产超广谱 β－内酰胺酶或碳青霉烯酶肠杆菌；②耐药非发酵菌：铜绿假单胞菌、鲍曼不动杆菌、嗜麦芽窄食单胞菌；③耐甲氧西林金黄色葡萄球菌，尤其是万古霉素的最低抑菌浓度≥2mg/L；④耐万古霉素肠球菌
2	接触过广谱抗菌药物药物（尤其是第三代头孢菌素类、喹诺酮类）
3	重症疾病：如晚期肿瘤、脓毒血症、肺炎
4	院内感染
5	长期和（或）反复住院
6	留置导管
7	老年患者
8	重症监护病房患者

四、诊 断

PID/SID涉及的病种繁多，相关的感染具有临床表现的不典型性，病原菌和感染灶的隐匿性，且病情的严重程度有差异性。目前尚无统一的临床诊断的"金标准"，可参考以下步骤来提高感染诊断的准确性。

（一）病史询问和体格检查

详细了解既往抗菌药物的应用史、耐药病史和定植情况，发现感染的高危和隐匿部位；但仍有部分患者无法明确感染部位。

（二）实验室检查

全血细胞计数、免疫球蛋白、T细胞亚群、肝肾功能和电解质等检查；降钙素原、C反应蛋白等感染相关指标的检查对感染诊断具有提示意义。

（三）微生物学检查

至少同时行两套血培养检查，如果存在中心静脉导管（central venous catheter，CVC），一套血标本从CVC的管腔采集，另一套从外周静脉采集。对于无CVC者，应采集不同部位静脉的两套血标本进行培养，采血量为每瓶10mL。同时根据临床表现，对可能出现的感染部位进行相应的微生物学检查。除培养外，根据病情需要，也应当进行其他的微生物学检测，包括以下内容。

1. 微生物涂片

采集组织分泌物（如下呼吸道标本、肛周样本、伤口创面和脓肿分泌物等）进行涂片检测，是发现病原菌的实惠又快捷的方法。涂片阳性且与培养结果一致，对病原学诊断有一定的参考价值，可作为初始经验抗感染治疗的依据。

2. 血清学检测

急性期血清学 IgM 抗体阳性对诊断有指导价值，恢复期 IgG 抗体滴度呈 4 倍或 4 倍以上变化或 IgM 抗体由阴转阳具有回顾性的确诊价值。但 PID/SID 患者由于免疫功能低下，急性期血清学阳性检出率低。血清 1，3-β-D 葡聚糖试验（G 试验）、血清或分泌物半乳甘露聚糖抗原试验（GM 试验）阳性对侵袭性真菌诊断有辅助检查。

3. 聚合酶链反应（PCR）和宏基因组二代测序（mNGS）

用 PCR 和 mNGS 等分子生物学技术检测出病原微生物，可作为病原学诊断的参考，但需结合流行病学和临床特征综合评估是否为致病菌。PCR 检测血液或组织中微生物的 DNA/RNA 含量，对某些病毒性疾病（如疱疹病毒）感染的诊断具有确诊价值。基于 mNGS 通过分析临床标本中微生物的 DNA/RNA 含量和丰度来判断致病菌，有望提高病原检测的敏感性，缩短检测时间，对罕见病的病原菌感染的诊断具有优势。但该技术在临床应用上尚需解决很多问题，如标本中人类基因组的干扰、检验质量良莠不齐、结果解释缺乏规范，结论易失信等，目前尚不作为常规的临床检测方法推荐。

4. 相关感染部位的评估和影像学检测

相关感染部位的评估和影像学检测有 X 线、CT、B 超、PET-CT 等。

五、预防和控制措施

PID/SID 相关感染必须将医院感控措施、主动筛查以及预防性药物干预和增强免疫功能相结合才能有效阻遏感染的发生与传播。

（一）实施全面感控措施

1. 手卫生（强推荐）

适用情况：接触患者前后，实施清洁或无菌操作前后，接触患者的血液、体液后，接触患者的周围环境后。方式：包括洗手和手消毒。同时，强调戴手套不能替代手卫生，在戴手套前和脱手套后应执行手卫生。

2. 接触性预防和隔离（强推荐）

隔离措施：①将患者安置在单人房间或无菌层流罩，谢绝探视；当条件受限时，可将感染或定植相同病原菌的患者安置在同一个病房；②设立隔离标识；③诊疗用品应专人专用；④医患人员对患者实施诊疗护理操作时应戴手套和穿隔离衣；⑤减少患者非必要的转运；⑥陪护人员保持健康。隔离期限：尚不明确，原则上应隔离至免疫功能纠正且无耐药菌感染。无菌层流罩：每日应用独立毛巾清水擦拭层流罩，定期更换过滤网，患者入住前行空气微颗粒测试，有条件者做病原菌的菌种鉴定。

3. 环境表面清洁（强推荐）

对 PID/SID 患者以及护理该患者的医务人员频繁接触的物体表面每日进行充分清洁。通常以次氯酸盐作为环境清洁剂。保持室内空气清新，将温度控制在 24℃ ±2℃，湿度 50%~60%。清洁环境表面后，要留取环境中各部位的标本进行细菌筛查。若出现 CRE 流行的区域，应暂时关闭病房，并彻底进行环境清洁。

4. 加强基础护理（强推荐）

嘱患者家属勤为患者擦洗，患者穿棉质衣物，勤更换，保持皮肤清洁干燥。适当饮水，进食前后及睡前、晨起用漱口液漱口或软毛牙刷清洁口腔，保持口腔清洁和黏膜完整。每日保持两便通畅，每次大小便后应用质地柔软的毛巾温水擦洗肛周及会阴部，保持其清洁干燥。头发不宜过长，以偏短发便于整理为宜。保持有规律地休息，避免熬夜，避免情绪波动、活动适度。

5. 饮食护理（强推荐）

应给予高热量、高蛋白、高维生素、低脂肪无菌饮食，少食多餐，定时定量，搭配有度，营养全面且丰富，以提高患者的免疫功能。从中医饮食的角度，建议避免辛辣、有刺激性的食物，避免食用海鲜产品，避免摄入羊肉、狗肉、冷饮等大热大寒食品，避免坚硬不易食和不易消化的食物（如螃蟹、韭菜等）。以可剥皮、削皮的成熟时令新鲜水果为宜，避免不易清洗（如葡萄、草莓、桑葚等）或易腐及稀有水果。

6. 心理干预（推荐）

中医讲七情亦致病。由于患者及其家属对相关知识了解匮乏，且因病情重、变化快、费用高，患者及其家属易出现焦虑、担忧，甚至绝望等情绪，不利于病情的诊治及恢复。医护人员需耐心告知患者及其家属与疾病相关的知识和风险，可能采取的治疗和护理措施以及可能产生的疗效，增强患者及其家属诊治的信心和配合度。必要时可寻求心理卫生科医师的帮助。

（二）主动筛查（强推荐）

PID/SID 患者易感染、病情重、变化快、易耐药、预后差，因此，需要加强与感染相关的主动筛查，防患于未然，及早干预和控制，亦尤为重要。

1. 筛查人群和环境

①患者从感染流行区域转入；②患者入住医院或病区局部有感染流行；③与患者同一病房或同一病区的其他患者存在定植或感染者；④患者及参与医疗工作的医护人员所接触的周围环境和物品；⑤居住环境阴暗、潮湿以及施工地附近者。

2. 筛查标本

粪便、咽喉部、会阴部、气道内及伤口部位的标本都可作为筛查标本部位，采用≥2个部位主动筛查，有助于提高检出率。如果筛查CRE，粪便则是最佳的筛查标本。

3. 筛查频率

尚未明确最佳的筛查频率。推荐对高危患者，于入院时及入院后每周1次主动筛查，住院期间为期4周的筛查是比较合理和经济的时间周期。

（三）抗菌药物的预防给药指征

1. 不同类型的PID病原菌易感性

可给予长期预防性用药。

2. 重度粒细胞缺乏（ANC < 0.1×10^9/L）和长时间粒细胞缺乏（持续 > 10天）患者

可以应用氟喹诺酮类药物预防，但氟喹诺酮类药物的预防仅可降低BSI的发生率，对总体死亡率无影响；可接受真菌预防治疗，如泊沙康唑（200mg，3次/d，口服）、伏立康唑（4mg/kg，2次/d，静脉序贯口服）、氟康唑（200~400mg/d，口服或静脉滴注）。最佳的开始给药时间和给药持续时间尚无定论，推荐从粒缺开始应用至ANC > 0.5×10^9/L，预防用药宜充分考虑本地区细菌耐药的流行病学特点及药物的不良反应等。需要注意的是，长期应用喹诺酮类药物预防可能导致革兰氏阳性球菌感染，并可能导致多药耐药菌的定植或感染增加；预防性抗真菌治疗，亦可致真菌突破性感染和耐药。对于低危患者及多重耐药菌定植患者，应反对预防性应用抗菌药物。

3.CRE去定植措施（作用尚不明确）

全身用氯己定擦浴：通常使用2%的氯己定溶液每日全身擦拭，但疗效不明确。肠道去定植：通常给予庆大霉素（每次80mg，每日4次，口服）+多黏菌素E（每次 1×10^6 单位，每日4次，口服）。目前，对于CRE去定植存在争议，且存在诱导细菌耐药的风险，因此，需要更多的循证医学证据。

（四）增强免疫功能

PID/SID患者免疫功能缺陷是感染的主要因素，因此，增强或改善患者的免疫功能是预防和控制感染的有效手段。

1.造血生长因子

实体瘤和非髓性血液肿瘤患者首次化疗需要评估粒缺伴发热的风险，高危患者和中危患者伴危险因素者须使用粒细胞刺激因子（G-CSF）一级预防粒缺伴发热；既往出现粒缺伴发热的患者，可使用G-CSF二级预防粒缺伴发热，使用需要ANC经过谷值后恢复至正常值。

2.丙种球蛋白

对于以抗体缺陷为主的PID患者，常规给予静脉注射丙种球蛋白替代治疗，如对于重症联合免疫缺陷病（severe combined immunodificiency，SCID），推荐静脉注射丙种球蛋白400~500mg/kg，每2~4周1次，维持IgG水平大于6g/L。

（五）接种疫苗的基本原则

所有PID患者都可以接种灭活疫苗（包括基因工程疫苗），补体缺陷患者对所有的常规疫苗的接种没有禁忌，其他PID禁忌接种减毒活疫苗，如天花、脊髓灰质炎、麻疹、风疹和卡介苗等，以防止发生疫苗诱导的感染。但由于PID的种类繁多、免疫功能受损程度的差异较大，对于一些免疫功能受损程度轻的患者是否可以接种减毒活疫苗，需要免疫专科医师评估后谨慎决定。血液肿瘤患者在停止化疗3~6个月后对疫苗的免疫反应与正常的同龄人无显著差别，因此，可考虑按照正常患者的免疫程序接种疫苗，但如果患者仍出现粒细胞缺乏，应避免接种任何疫苗，以免诱发急性发热。具体而言，患者在停止化疗3个月后可接种灭活疫苗，6个月后可接种减毒活疫苗。但由于IDD患者的免疫功能受损，因此，疫苗的接种对某些患者产生的免疫应答效果不充分或无应答。

思考题

1.请思考：粒缺伴发热患者的危险分层是什么？

2.请思考：IDD患者接种疫苗的原则是什么？

参考文献：

1. TANGYE S G, AL-HERZ W, BOUSFIHA A, et al. Correction to：human inborn errors of immunity：2019 update on the classification from the International Union of Immunological Societies Expert Committee. J Clin Immunol, 2020, 40 (1)：65.

2. TANGYE S G, AL-HERZ W, BOUSFIHA A, et al. Human inborn errors of immunity：2019 update on the classification from the International Union of Immunological Societies

Expert Committee. J Clin Immunol，2020，40 (1)：24-64.

3. 中华医学会血液学分会，中国医师协会血液科医师分会.中国中性粒细胞缺乏伴发热患者抗菌药物临床应用指南（2020年版）. 中华血液学杂志，2020，41 (12)：969-978.

4. 中华医学会儿科学分会免疫学组,《中华儿科杂志》编辑委员会. 原发性免疫缺陷病抗感染治疗与预防专家共识. 中华儿科杂志，2017，55 (4)：248-255.

5. 中国医师协会血液科医师分会，中国侵袭性真菌感染工作组.血液病/恶性肿瘤患者侵袭性真菌病的诊断标准与治疗原则(第六次修订版). 中华内科杂志，2020，59 (10)：754-763.

6. 中华医学会血液学分会，中国医师协会血液科医师分会. 血液肿瘤患者碳青霉烯类耐药的肠杆菌科细菌 (CRE) 感染的诊治与防控中国专家共识(2020年版). 中华血液学杂志，2020，41 (11)：881-889.

7. NCCN clinical practice guidlines in hematopoietic growth factors (2021Version 4).[2023-07-07]. http://www.nccn.org.

第八节　外科各类引流管相关感染预防与控制

◉编写：朱美飞

课程视频
二维码

　　引流管是外科手术为防止术后感染、促进伤口愈合使用的一种医疗器械，一般采用硅橡胶或聚氨酯等材料制成。它可以将人体组织间或体腔中积聚的脓、血、液体通过体内压力、重力或负压吸引等压力的作用引导至体外。临床上应用的外科引流管的种类很多，因引流管材质、引流部位、放置时间等的不同，引流管相关感染的发生率高低不一。美国的研究报道显示胸腔闭式引流管相关感染的发生率为1%~3%，而脑脊液外引流管相关感染的发生率则为0~22%。为规范脑脊液外引流管相关感染的防控，2018年中华医学会神经外科学分会组织修订《神经外科脑脊液外引流中国专家共识（2018年版）》。本章节内容根据此指南及《医院感染预防与控制标准操作规程（第2版）》进行编写。

一、引流管的分类

　　外科引流是指通过手术、介入等手段，将体腔、关节内、器官或组织的液体，依靠吸引力或重力等引离远处并排出体外的行为、过程和方法。通过引流可以及时排除创口、手术区、组织间隙的渗出物、血液、体液、脓液等，起到局部减压、缓解疼痛、防止感染扩散、促进创口愈合的作用，以减少并发感染。通常可根据引流管的位置和引流目的，将引流管进行分类。

（一）根据引流管的位置分类

根据引流管的位置，可分为内引流和外引流。内引流是指通过手术建立通道，移除聚集液体，如胆肠吻合、胃肠吻合等。外引流是指借助各种材料、器具等，依靠放置部位与外界的压力差、重力、虹吸、吸附等原理，将积聚的液体引流至体外，又可分为开放式引流和闭合式引流。也可根据引流管的放置位置进行分类，如胸腔引流管、腹腔引流管、脑脊引液分流管、胆管引流管等。

（二）根据引流目的分类

根据引流目的分类，可分为治疗性引流管和预防性引流管。治疗性引流管主要是为了引流体腔内的积液、积血、积脓、积气、坏死组织、异物或瘘等，主要的适应证有感染性疾病、肝胆疾病、胃肠道疾患。预防性引流管则主要是为了预防感染复发、监控预计可能发生的吻合口瘘、方便及时发现活动性出血等并发症，常应用于腹部大手术（如肝切除术、胰十二指肠切除术），以及胃癌及结直肠癌根治术等。

二、引流管相关感染的定义

外科各类引流管通过引流、减压等降低局部感染的机会，促进愈合。但是通过引流管，架起了内部无菌环境与外部有菌环境相沟通的桥梁，也增加了感染的机会。引流管相关感染根据临床表现的不同，可以分为导管相关蜂窝织炎、导管出口处感染、隧道感染、引流腔隙感染及全身性感染。

（一）导管相关蜂窝织炎

导管相关蜂窝织炎通常以皮肤和直接皮下组织发红、发热、水肿与轻度疼痛为特征。临床上需要与导管相关的局部红斑（尤其是在放置后的立即阶段）或与频繁更换敷料有关的局部反应相鉴别。

（二）导管出口处感染

导管出口处感染表现为导管、表皮交界处有脓性液流出，可导致导管出口处2cm内出现硬结、红肿。

（三）隧道感染

隧道感染表现为导管出口2cm外的隧道走向有红斑、水肿、硬结和压痛。

（四）引流腔隙感染

当出现以下三条中的任何一条时，应考虑存在引流腔隙感染。

1.导管中有明显的脓液排出。

2.存在感染相关的临床症状，且引流液为革兰氏染色阳性或培养阳性。

3.存在感染相关的临床症状，且引流液生化分析支持感染，例如乳酸脱氢酶升高、低葡萄糖或低 pH。

（五）全身性感染

发生引流管相关感染时可因细菌入血等，导致高热合并中毒症状等全身感染的表现。

此外，脑脊液引流管感染可能会引起发热、腹痛和厌食等腹膜炎症状与体征，以及胸膜炎症状和体征。

三、危险因素和发病机制

（一）危险因素

引流管相关感染的危险因素涉及多个方面，可分为宿主因素和医源性因素两大类，主要的危险因素见表7-8-1。而脑脊液引流管相关感染又与早产尤其是伴脑室内出血、既往引流管感染、感染性因素所致脑积水等密切相关。同时，放置胃造瘘管也增加其感染率。此外，研究表明体外脑脊液引流管留置较长的时间和频繁进行脑脊液（cerebrospinal fluid, CSF）采样是其独立的危险因素。

表7-8-1　引流管相关感染发生的危险因素

分类	危险因素
宿主因素	高龄
	基础疾病，如脑血管意外、严重的感染性疾病、严重外伤等
	免疫力功能受损
	其他的健康状态，如糖尿病、截瘫等

续表

分类	危险因素
医源性因素	长期住院，尤其是入住重症加强护理病房的时间
	侵袭性操作
医源性因素	手术时间长
	二次手术
	置管方式
	置管时间长
	抗菌药物使用
	护理不到位

（二）发病机制

引流管相关感染主要可通过以下途径发生。

一是皮肤定植发生感染：这可能是在手术中发生，或在术后通过创面或上覆皮肤破损发生，皮肤表面的细菌由于皮下迁移而导致引流管内段至引流管尖端的细菌定植，随后引起局部或全身感染，这是最常见的来源。

二是直接污染：微生物污染引流管的接头和内腔，或者是冲洗液污染、引流液逆流等，导致管腔内细菌繁殖，引起感染。

三是引流管被坏死物、血块等堵塞，导致感染性积液无法排出，微生物在引流管上黏附定植，引起感染。

脑脊液引流管相关感染也可能是通过直接污染引流管远端或血行传播发生。引流管远端污染的原因包括肠穿孔或腹膜炎，而体外装置的污染可通过导管冲洗或微生物沿导管穿出部位上行而发生。

四、诊　断

引流管相关感染根据引流管的部位、引流性质的不同，其临床表现及病情的严重程度也不同，目前尚无临床诊断的"金标准"。与引流管相关感染的临床表现满足的条件越多，临床诊断的准确性越高。

（一）引流管相关感染的诊断依据

1.患者有新发的局部或全身感染表现。

2.无菌腔隙引流的引流液的病原学检查为阳性，或引流液检出新的病原菌；革兰氏染色阳性或培养阳性，最好能在抗菌药物使用前留取标本送检，但引流液革兰氏染色或培养阴性不能排除感染，尤其是对于近期接受过抗菌药物治疗的患者。

3.引流管出口的分泌物为革兰氏染色阳性或培养阳性。

（二）脑脊液引流管相关的脑室炎或脑膜炎的诊断依据

当患者出现以下标准中的1项时可诊断。

1.脑脊液培养发现微生物。

2.患者至少有以下两项：①发烧（＞38.0℃）或头痛；②脑膜刺激征阳性；③颅神经病变体征。

并且至少存在1项下列表现：①脑脊液（cerebrospinal fluid，CSF）白细胞计数增加、CSF蛋白质水平升高及CSF葡萄糖减少；②CSF革兰氏染色检查发现微生物；③血培养发现微生物；④针对病原菌的单份血清IgM抗体滴度达到诊断水平或双份血清IgG抗体滴度呈4倍升高。

3. 不大于1岁的患者至少有以下2项，且未发现其他病因：①发热（体温＞38.0℃）或低体温＜36℃、呼吸暂停、心动过缓或易激惹；②脑膜刺激征阳性；③颅神经病变体征；

并且至少存在1项下列表现：①CSF白细胞计数增加、CSF蛋白质水平升高及CSF葡萄糖减少；②CSF革兰氏染色检查发现微生物；③血培养发现微生物；④针对病原菌的单份血清IgM抗体滴度达到诊断水平或双份血清IgG抗体滴度呈4倍升高。

五、预防措施

（一）一般的预防措施

为了预防引流管相关感染，我们应严格遵循无菌操作技术原则来留置引流管，操作时确保最大的无菌屏障，严格执行手卫生，规范抗菌药物的使用，做好耐药菌的接触隔离。

核心措施如下。

1.预防手术部位感染，无论是急诊手术还是择期手术，都应落实预防手术部位感染的各项措施。

2.保持引流管的管道通畅，随时注意观察，不要受压、扭曲或折转成角，以免影响引流。

3.还要注意引流管的固定，避免移位、脱出。

4.应用引流管时，要注意引流瓶的位置不能高于患者插管口的平面。

5.搬动患者时，应先夹住引流管。

6.引流液超过瓶体一半时，即应倾倒，以防因液面过高所致的逆流污染。

7.注意保持各种引流管与伤口或黏膜接触部位的洁净，以防感染。

8.做好引流的颜色、性状及量的记录。

集束化管理措施，包括无菌操作、密闭引流系统、限制性操作、标准化包扎以及尽早拔除引流管。

（二）脑脊液引流管相关感染的预防

脑脊液引流管相关感染存在特定的危险因素和发病机制，除上述共同的预防措施外，还需要采取以下针对性的预防措施。

预防脑脊液引流管相关感染还应注意做到以下几方面。

1.择期手术时做好肺部感染的控制、血糖水平的管理。

2.尽可能减少置管的数量，不建议常规更换脑脊液引流管。

3.避免常规留取CSF标本，仅当具有临床指征时才需要进行CSF分析。

4.对于满足拔管指征的患者应尽快拔除脑脊液引流管。针对超长时间引流的患者，科学化的护理方案是防止感染的重要举措，如做好术后引流装置的高度调整，保证引流装置的密闭性，尤其是涉及三通阀的加药、冲洗、脑脊液留取等动作，规范引流管接口处的消毒，翻身吸痰时注意引流管的夹闭，避免脑脊液及空气的倒流，转运患者时应采取三通阀双夹闭措施，避免脑脊液逆流接触引流袋上端的透气膜，及时更换引流袋。

5.在患者不能下地活动期间都应该进行静脉血栓栓塞（venous thromboembolism，VTE）预防。不推荐常规放置下腔静脉滤器进行VTE的一级预防。存在预防药物（肝素或低分子量肝素）禁忌证的所有患者都应该采用机械性的方法（连续加压设备或间歇期压疗法）来预防VTE。对于存在VTE的其他的危险因素（包括但不限于并发恶性肿瘤、创伤、脊髓损伤、危重症和不能下地活动）的患者，排除了颅内出血或颅内出血稳定后建议采用药物来预防VTE。

6.脑脊液引流管置入前建议给予1次抗菌剂，置管期间不推荐使用抗菌剂；持续使用抗菌剂会增加耐药菌和难辨梭菌性结肠炎的风险。

7.推荐将抗菌剂涂层导管作为管理方案的一部分，以降低导管相关感染。

8.如果静脉抗菌剂的治疗无效，或细菌对抗菌剂的MIC较高且CSF中该抗菌剂不能达到高浓度者，推荐脑室内给予抗菌剂，特别是对于多重耐药菌。

🛡 思考题

1.请思考：为什么会发生引流管相关感染？
2.请思考：怎么预防引流管相关感染的发生？

🛡 参考文献

1.TUNKEL A R, HASBUN R, BHIMRAJ A, et al. 2017 infectious diseases society of America's clinical practice guidelines for healthcare-associated ventriculitis and meningitis. Clin Infect Dis, 2017.

2.中华医学会神经外科学分会. 神经外科脑脊液外引流中国专家共识（2018版）. 中华医学杂志，2018，98（21）：1646-1649.

3.LUI M M, THOMAS R, LEE Y C. Complications of indwelling pleural catheter use and their management. BMJ Open Respir Res, 2016, 3: e000123.

4.MILLER R J, CHRISSIAN A A, GARY L Y C, et al. AABIP evidence-informed guidelines and expert panel report for the management of indwelling pleural catheters. J BronchologyIntervPulmonol, 2020, 27（4）：229-245.

5.Centers for Disease Control and Prevention. CDC/NHSN surveillance definitions for specific types of infections. [2023-07-07].https://www.cdc.gov/nhsn/pdfs/pscmanual/17pscnosinfdef_current.pdf.

第八章　中医疫病和中医医疗技术的感染防控

课程视频
二维码

第一节　中医疫病防治

●编写：丁黎敏

中医药学包含着中华民族几千年的健康养生理念及其实践经验，是中华文明的瑰宝，凝聚着中国人民和中华民族的博大智慧。中医药数千年的发展史，也是一部与瘟疫（传染病）的斗争史。中医将传染性、流行性疾病称为"外感热病""温病""瘟疫""疫疠"。疫疠具有发病急骤、病情危笃、传染性强、易于流行的特点，疫病的流行推动了中医的发展。中医在与传染病的斗争中得到发展，形成了自己的体系，在疫病防治中发挥了重要作用，积累了宝贵的经验，是全人类的宝贵财富。比如伤寒学派创制的麻杏石甘汤、白虎汤，温病学派创制的银翘散、桑菊饮等经方，使中华民族安全度过多次瘟疫。近代在抗击"非典""新型冠状病毒感染"的斗争中，中医、中西医结合的卓越疗效也向世人展示了中医学的特殊魅力，表明中医学的理论和经验对于现代传染病的防治也有理论指导和实际应用的价值。

一、中医疫病的防治发展史

人类一直在与传染病作斗争。古代中国是大疫不断的国家。自《史记》记载的公元前243年秦始皇嬴政4年"天下疫"始，至1949年中华人民共和国成立止，共有大疫500余次。回顾中国医学史的发展历程，中医瘟疫理论经历的两次具有划时代意义的创新均与瘟疫的流行有关，分别是东汉末年张仲景的《伤寒论》与明末清代的温病学说。

古医籍中传染性疾病有疫、疠、瘟疫、疾疫、温疫的不同。《内经》最早把传染病定名为疫、疠。《素问·刺法论》说："五疫之至，皆相染易，无问大小，病状相似。"《素问·六元正纪大论》说："温疠大行，远近咸苦""疠大至，民善暴死"。

东汉·张仲景的《伤寒论》："建安纪年以来，犹未十稔，其死亡者，三分有二，伤寒十居其七"，记载了当时寒疫的发生，其在继承《黄帝内经》学术思想的基础上，对寒疫进行了归纳和总结，提出了六经辨证。隋·巢元方的《诸病源候论》载有疟、痢、疸、霍乱、天花、麻疹等具体的传染病病种，还有时气病、伤寒病、热病、温病、疫疠病等的专论。晋·葛洪的《肘后方》最早记录了天花的症状，记载用单味青蒿治疟疾。明清时期的温病学说兴起，《温疫论》是我国传统医学史上最早的传染病专著。吴又可的《温疫论》说："夫温疫之为病，非风、非寒、非暑、非燥，乃天地间别有一种异气所感。"瘟疫之因，乃无形之"戾气"由口鼻传入人体所致，认为瘟疫不同于一般的外感，从而创立瘟疫学说。传染途径分"自天受"之空气传染和"传染受"之接触传染。"疠气说"以一种超创性的视角提出了世间存在一种微小的物质可导致疫病产生的观点，而这种微小的物质在当今可理解为病原菌、传染源，在当时的医学条件下实属不易，从时间上说比西方医学文化早了数年。清代，温病学说自成体系，出现以叶天士、薛生白、吴鞠通、王孟英为代表的温病四大学家，创建卫气营血（代表人叶天士）、三焦辨证（代表人吴鞠通）体系。

到了近代，20世纪50年代中期，河北石家庄、北京地区先后发生乙型脑炎流行，前者采用清瘟败毒饮，后者采用中医暑瘟的治疗得以控制。在抗击"非典"的战斗中，广州中医药大学附属第一医院采用中西医结合方法治愈73例确诊非典型肺炎患者，取得了"抗非典"战役的"三零"（零死亡率、零院内感染、零后遗症）战绩，其疗效受到世界卫生组织专家的肯定。抗击新型冠状病毒感染时中医药全程参与防治，全程发挥作用，彰显了中医药的特色和优势。

二、中医疫病的防治措施

治未病的理念贯穿中医疫病的防治全过程。中医治未病是指在中医基础理论的指导下，遵循道法自然、平衡阴阳、增强正气、规避邪气、早期诊治、防病传变的基本原则，采取无病先防、欲病早治、已病防变、病后防复的措施，防止疾病的发生与发展。中医疫病的防治原则主要是"预防为主，防重于治，既病急治"。

（一）疫病的中医防控

《素问·刺法论》说："帝曰：余闻五疫之至，皆相染易……，如何可得不相移易者？岐伯曰：不相染者，正气存内，邪不可干，避其毒气……"。《黄帝内经》把握"邪"与"正"两大环节，邪、正兼顾的疫病预防思想，是中医学治疫、防疫的基本原则。与现代传染病学提出预防传染病要控制传染源、切断传播途径、保护易感人群相契合。

1. 扶正固本，未病先防

固护正气，有效保护易感人群是预防疫病的基础。《素问·四气调神大论》说："圣人不治已病治未病，不治已乱治未乱。"《素问·评热病论》说："邪之所凑，其气必虚。"

（1）培护正气，养生防病

1）畅情志。《素问·上古天真论》云："恬淡虚无，真气从之，精神内守，病安从来。"2）调饮食。饮食有节，五味调和，起居有常，劳逸适当，则能保持精力充沛，正气旺盛，身体健康，预防疾病。3）适劳逸：避免过度劳累、房劳过度，还要加强健身活动。4）中医的养生保健手段：八段锦、太极、艾灸、导引、针灸、拔罐等以养气存正，以抵御疾病的传染。

（2）药物预防

中医有大量用于疫病预防的中药方剂，用法有内服、纳鼻、取嚏、嗅鼻、探吐、佩带、悬挂、药浴、熏烧等。《素问·刺法论》的"小金丹……服十粒，无疫干也"，开辟了内服药物预防疫病的先河。唐·孙思邈的《千金方》载有25首辟疫方，清·刘奎的《松峰说疫》收集的避瘟方如避瘟丹、神圣避瘟丹等都是服药预防疫病的体现。有佩戴、烟熏、纳鼻、探吐、药浴等用法，药物以辛香味厚者为主，如雄黄、雌黄、川芎、细辛、白芷、桂心、蜀椒等。熏蒸一般适用于以呼吸道为传播途径的温病预防，如采用苍术、艾叶烟熏剂在室内燃烧烟熏。

（3）预防接种

晋·葛洪的《肘后方》记述了以狂犬脑敷治狂犬咬伤的方法，是古代"以毒攻毒"免疫学思想的体现。宋代开始用人痘接种来预防天花，是医学接种免疫预防的先驱，居世界之先。

2. 避其毒气，已病防传

疫情发生后需采取防止扩散、尽快平息的措施，要做到早发现、早诊断、早报告、早隔离。

（1）有效控制传染源

《汉书·平帝纪》载："民疫病者，舍空邸第，为置医药。"这是对疫病患者实行隔离治疗措施的最早记录。唐代《释道宣续》就有"疠人坊"的记载，对传染病的患者实行隔离观察。《晋书·王彪之传》记载："永和末，多疾疫，旧制朝臣家有时疫染易三人以上者，身虽无疾，百日不得入宫。"这能有效控制相关人员的流动。清朝《海录》中记载有对外来海船实行海港检疫，防止将痘疮带入国内。

（2）切断传染病的传播途径

《治疫全书》："瘟疫盛行，递相传染之际，毋近患者床榻，毋食病家时菜，毋拾死人衣服。"一定要避免接触患者，不食患者的食品，方可避免传染疫病。《本草纲目》和《松峰说疫》都有用蒸煮方法对患者衣服进行消毒的记载，还有使用中药熏蒸进行消毒，如《肘后方》中衣服消毒法的六味熏衣香，《千金翼》中鼻腔消毒法的小金乐散，《外台秘要》中皮肤消毒法的辟瘟粉身散、雄黄散等，《景岳全书》中口腔消毒法的福建香茶饼等。对于鼠害、蚊蝇等引起的疫病，在汉代已开始使用蚊帐，南宋已有防蝇食罩，《本草纲目》记载用中药杀灭老鼠和苍蝇、蚊子等。而且，历代防疫都特别重视饮用水的卫生，《千金要方》等记载用屠苏酒方、麻豆投井方、苍术、贯众、赤小豆等进行饮用水的消毒。

（二）疫病的中医治疗

中医以辨证论治的理论为指导，根据疾病的阶段、病邪轻重、病位深浅，综合脏腑辨证、卫气营血辨证，将疾病分型证治，充分体现"整体观念"，讲究"天人合一"，其总的治疗原则不外乎祛邪扶正。同时，根据患者的体质、不同地区人群以及不同的季节，开展"三因制宜"。疫病起病急，变化快，病死率高，如何做到防止病情的恶化最为重要，要早发现、早诊断、早治疗。在治疗过程中，注重辨病与辨证相结合，参考现代临床的新研究，吸取治疗的新方法；重视诊治并重，急救为先，详察先兆，注意逆变，提高治疗效果。

1.既病防变

传染病病机的演变过程，是邪正相互斗争的过程，正胜则邪却，正虚则邪陷，中医不仅重视"邪气"在发病中的作用，更重要的是从正、邪关系的演变转化来认识、治疗传染病。在疫病治疗过程中需扶正祛邪，以驱邪为主，重视扶正。祛邪时一方面可以通过养护正气来逐邪外出，另一方面也要使邪有路可出；扶正时应注重恢复脾胃运化功能。李东垣用益气升阳法治疗烈性传染病，为后世树立了扶正以祛邪的典范，也提醒今人要注意纠正筛选抗病原菌的中药，不要把目光只盯在清热解毒药上的偏差。

2.病后防复

首先应防"自复"。如《温疫论》所云："若无故自复者，以伏邪未尽，此名自复。"此外，应当注意生活饮食起居的调理，预防"食复""劳复"等。"培土生金"实为瘥后养护之大法。此外，八段锦、太极拳等传统手段也是促进康复的重要方法。同时，根据热病刚愈、"炉烟虽熄，灰中有火"的告诫，注意适寒温，调摄饮食，劳逸和情志，可促进患者更快地、更好地康复。

三、中医疫病的防治亮点

一是形成了较为完备的中医疫病理论与临床诊治体系，发明了许多简便验廉的防治措施、方药和技术。从东汉张仲景的《伤寒杂病论》总结伤寒病（包括疫病）的诊治规律，再经唐代孙思邈、宋代庞安时和朱肱等众多医家的创新发展，至明清温病学派已然发展成熟，中医疫病理论与临床诊治体系完整，防治手段和方法、药物等丰富多样，价值巨大。2015年获得诺贝尔奖的屠呦呦就是受晋代葛洪所著的《肘后备急方》对青蒿治疟记载的启示，发明了青蒿素，挽救了几百万人的生命。

二是深刻地总结了气候环境、人和病邪的相互作用是疫病发生与流行的关键三要素。通过对气候环境的观察，了解疫病的发生和流行规律，并据此预测疫病的发生。

三是独特地强调固护人体正气是预防疫病的关键，所谓"正气存内，邪不可干"。西医更多的是关注"病原（病邪）"，而中医学主要以"人"的因素作为防治疫病的主要着力点。通过提高人体免疫力，抵抗疫病的侵袭。

四是较早地认识到疫病病因的特殊性，提出要主动"避其毒气"，摸索出了许多的防护方法和方剂，如艾灸、粉身、烧烟、消毒、药浴、药囊等。

五是大胆地进行人工接种的尝试和应用。公认最晚在明代，我国的人痘接种术就已经成熟并得到了广泛应用，并通过在世界的传播，直接启发了后来牛痘接种术的发明，这是非常了不起的成就，为人类彻底消灭天花做出了卓越的贡献，成为人类人工免疫的先驱，向世界贡献了卓越的中国抗疫智慧。

中医学注重维护人体自身的抗病能力，注重调整机体内在平衡，丰富多样的防治措施、方药和技术，为我们提供了更多的选择。中西医结合，优势互补，应是人类防治传染病以及许多疾病的最佳方案。不可否认，中医药今天的发展面临诸多的挑战，传承不足、创新乏力等问题依然存在。我们必须高高举起科技创新驱动的大旗，自立、自信、自强，进一步科学、客观地总结中医药抗击疫病的规律，探究其内在的科学道理，持续优化防治方案，让中医药能够更好地造福人类、惠及苍生。

思考题

1. 请思考：中医瘟疫的两次具有划时代意义的理论创新是什么？
2. 请思考：中医疫病防治措施主要包括哪些？

参考文献

1. 李葆青，高杰东，廖宁.中医疫病预防法概要及临床研究中循证医学方法与专家经验的关系.中医药学刊，2004，22（11）：2150-2151.
2. 孙宇博，袁嫣，冯涛珍，等.传染病的中医预防.医药前沿，2015，5（29）：317-318.
3. 胡镜清，张伯礼.发挥中医药特色优势,完善中西医并重的抗疫体系.世界科学技术：中医药现代化，2020，22（3）：540-543.

第二节　中医医疗技术相关感染的预防与控制

● 编写：干铁儿

课程视频
二维码

　　中医的传统医疗技术在疾病预防、治疗中起着不可替代的作用。然而，因治疗场所建筑布局不合理、无菌操作不规范或器械消毒不当导致的相关感染或医院感染暴发的情况时有发生，尤其以针灸治疗后感染的报道最多，因刺络拔罐治疗导致施术部位感染的情况也有报道，这些感染事件在一定程度上会影响中医医疗技术的推广应用和健康发展。因此，进一步规范中医医疗技术的操作，对预防和控制感染的发生、提高医疗安全是非常重要的。本节主要对中医针刺类、中医微创类、中医刮痧类、中医拔罐类、中医敷熨熏浴类、中医灌肠类、中医灸类和中医推拿类技术相关感染的预防与控制要点进行阐述。

一、中医医疗技术相关环境及器具的要求

（一）治疗环境的要求

　　中医针刺类、中医刮痧类、中医拔罐类、中医敷熨熏浴类、中医灸类和中医推拿类宜在治疗室或诊疗室进行，住院患者可在床边进行。中医微创类应在独立的微创治疗室进行，有条件的医疗机构宜在门诊手术室进行。全身、半身中药泡洗宜在独立的治疗室进行。不保留灌肠治疗宜在灌肠治疗室进行，保留灌肠可在床边进行。治疗室或诊疗室的面积应与诊疗活动相适宜，诊疗室的问诊区和治疗区应分区明确，微创治疗室应划分无菌准备区和治疗区；灌肠治疗室应划分准备区及操作区，应配备卫生间或设置于邻近卫生间区域以方便患者。

　　治疗室或诊疗室的室温宜控制在21℃~25℃；能自然通风或有机械通风设施；灸法操作区域应具备良好的通风设施。治疗室或诊疗室应配备治疗床、储物柜、治疗车、手卫生设施、利器盒、医疗废物桶、非医疗废物桶。治疗室和诊疗室可以安置多张治疗床，床间距适宜（至少1.0m），有保护患者隐私的设施，如床帘、屏风等。治疗室或诊疗室的物品有序放置，位置相对固定，标识清楚。

（二）中医器具的环境要求

　　在有条件的医疗机构里中医器具宜由消毒供应中心集中管理。对于未纳入消毒供应中心集中处置的，应设置独立的复用中医器具洗消室。洗消室的面积应与洗消工作量相适

宜，选址时空气流向做到由洁到污，自然通风良好或有机械通风设施，机械通风次数应不低于10次/时。洗消室的人流、物流设计应做到单流向，避免洁污交叉。洗消室内应配有污染器具回收容器、操作台、手工清洗槽、相应的清洗与消毒用具、干燥设施、消毒后器具存放容器及相应的个人防护用品。

二、各类中医医疗技术操作感染防控的要点

中医针刺类：
针灸（毫针）
感染防控操作
视频二维码

（一）中医针刺类

中医针刺类包括毫针技术、耳针技术、三棱针技术、芒针技术、皮内针技术、火针技术、皮肤针技术、提针技术及浮针技术等。

1.手卫生

操作前施术者用流动水洗手或用速干手消剂进行手消毒。

2.皮肤消毒

在患者需要针刺的穴位皮肤上选用合适的皮肤消毒剂，以穿刺点为中心由内向外旋转涂擦，消毒直径应不小于5cm，擦拭次数和作用时间遵循产品使用说明。消毒棉签或棉球应一穴一换。

3.无菌操作

施术过程中手指避免接触针体，如某些刺法需触及针体时，应根据实际操作的手法戴无菌手套或用无菌棉球做间隔物。

4.个人防护

操作者有可能接触血液、体液时应戴乳胶手套。有血液、体液飞溅风险时，操作者应戴帽子、医用外科口罩和防护面罩或防护眼镜，接触破损的皮肤时戴无菌手套。

5.物品整理

在使用一次性针具后将其放入利器盒；拆封的一次性无菌针具应在4小时内使用，超过时间时按医疗废物处理；将其他使用后的一次性物品放入医疗废物桶。一次性物品严禁重复使用，必须一人一用一抛弃。对于可重复使用的针具，严格一人一用一灭菌，置于密封容器中送消毒供应中心集中处理。床单应一人一用一换或专人专用。

6.环境整理

对于不与患者的皮肤直接接触的物体表面，每日常规清洁（或低水平消毒）。对于与患者的完整皮肤直接接触的物体表面一人一用一清洁（或低水平消毒）。治疗床及周围环境若有肉眼可见的血液、体液等污染，应及时清洁、消毒。

（二）中医微创类

中医微创类包括针刀技术、带刃针技术、铍针技术、水针刀技术、刃针技术、钩针技术、长圆针技术、拨针技术、银质针技术及穴位埋线技术等。

中医微创类：
埋线感染防控
操作视频
二维码

1.操作者准备

用流动水洗手或用速干手消剂进行手消毒，戴帽子、医用外科口罩。

2.皮肤消毒

定位后进行皮肤消毒，选用合适的皮肤消毒剂，以穿刺点为中心由内向外旋转涂擦，消毒直径应不小于15cm，擦拭次数和作用时间遵循产品使用说明。

3.无菌操作

必要时穿无菌手术衣、戴无菌手套，行局部麻醉（需要时），在施术部位宜铺大小适宜的无菌单。出针后用无菌棉球压迫针孔片刻，待止血后予以无菌敷料覆盖。埋线操作时一副埋线针具有仅供一个穴位使用。

4.术后观察

保持施术部位清洁、干燥。治疗2天后局部出现红肿、渗血、渗液等不适，应及时就诊。

5.物品和环境整理

同中医针刺类。

（三）中医刮痧类

中医刮痧类包括刮痧技术、撮痧技术及砭石技术等。

中医刮痧类感
染防控操作视
频二维码

1.手卫生

用流动水洗手或用速干手消剂进行手消毒。

2.皮肤清洁

选取适宜的刮痧部位，以经脉循行和病变部位为主，注意患者的施术部位的皮肤应完整且没有破溃。对于刮痧部位，应用毛巾、生理盐水棉球或75%酒精棉球进行清洁或消毒。刮痧后用清洁的纸巾、毛巾或棉球等将刮拭部位的刮痧介质擦拭干净。

3.物品和环境整理

在使用一次性物品后将其放入医疗废物桶，严禁重复使用。复用的刮痧板应一人一用一清洗一消毒，干燥清洁保存；刮痧介质一人一用一更换或专人专用；盛放刮痧介质的容器也应一人一用一清洗一消毒或使用一次性容器；毛巾、床单应一人一用一换或专人专用，建议使用一次性床单。环境整理同中医针刺类。

4.刮痧器具的清洁、消毒

依据刮痧器具不同的材质，选择适宜的方式进行清洗、消毒，以达到高水平消毒。首选机械清洗、湿热消毒，符合 A_0 值≥3000。若选择化学消毒，根据刮痧器具材质选择合适的高水平消毒剂或灭菌剂，消毒剂/灭菌剂的浓度及作用时间参照产品说明。对消毒后的刮痧器具干燥、清洁保存，有效期为7天。

（四）中医拔罐类

中医拔罐类包括留罐技术、闪罐技术、走罐技术、药罐技术、针罐技术及刺络拔罐技术等。

中医拔罐类感染防控操作视频二维码

1.手卫生

用流动水洗手或用速干手消剂进行手消毒。

2.罐具和拔罐方式的选择

根据治疗目的，选择合适的罐具和相应的拔罐方式。若实施针罐技术，则在患者需要针刺的穴位皮肤上选用合适的皮肤消毒剂，以穿刺点为中心由内向外旋转涂擦，消毒直径应不小于5cm，擦拭次数和作用时间遵循产品使用说明。消毒棉签或棉球应一穴一换。

3.留罐时间

可根据年龄、病情、体质等情况而定。一般的留罐时间为10~15分钟，若肌肤反应明显、皮肤薄弱，或患者为老年人、儿童，则留罐时间不宜过长。

4.施术后处理

起罐后应用无菌棉球或棉签轻轻拭去拔罐部位紫红色罐斑上的小水珠或血迹，若罐斑处微觉痛痒，不可搔抓，数日内自可消退。起罐后如果出现水泡，只要不擦破，可任其自然吸收。若水泡过大，消毒局部皮肤后，可用灭菌针头从泡底刺破，放出水液，保持创面清洁。若用针罐法，起罐后用无菌棉签或棉球擦干血迹，再用消毒棉签或棉球对拔罐处的皮肤进行消毒，必要时在挑刺部位用无菌敷料覆盖保护。若用拔罐治疗疮痈，起罐后应拭净脓血，并常规处理创口。

5.个人防护

操作者有可能接触血液、体液时应戴乳胶手套。

6.物品和环境整理

同中医针刺类。

7.清洗、消毒罐具

罐具应一人一用一清洗一消毒（或灭菌）。对于耐热、耐湿的罐具，首选机械清洗、湿热消毒；对于不耐热的罐具，可手工清洗、化学消毒。机械清洗、湿热消毒应符合 A_0 值≥3000的要求。根据罐具的材质，选择合适的高水平消毒剂或灭菌剂，消毒剂/灭菌剂的浓度及作用时间参照产品说明。药物罐（水罐）可煮沸消毒15分钟。对消毒后的罐具干燥、清洁保存，有效期为7天。

（五）中医敷熨熏浴类

中医敷熨熏浴类：中药泡洗感染防控操作视频二维码

中医敷熨熏浴类包括穴位敷贴技术、中药热熨敷技术、中药冷敷技术、中药湿热敷技术、中药熏蒸技术、中药泡洗技术及中药淋洗技术等。

1. 手卫生

用流动水洗手或用速干手消剂进行手消毒。

2. 个人防护

当可能接触患者的血液、体液、分泌物时戴乳胶手套，接触破损的皮肤或黏膜时戴无菌手套。需要换药者按无菌操作原则执行。

3. 泡洗容器

内套一次性清洁药浴袋，盛装药浴液为患者泡洗。注意控制水温和适宜的泡洗时间。

4. 物品和环境整理

一次性物品严禁重复使用，使用后将其放入医疗废物桶。药浴液及内置一次性药浴袋应一人一用一更换，不应重复使用。使用后将一次性药浴袋连同药浴液一并去除，避免药浴液遗洒容器内。使用后的浴巾、毛巾、床单、坐垫等医用织物应一人一用一更换或专人专用。环境整理同中医针刺类。

5. 洗浴复用物品的清洁、消毒

对于重复使用的泡洗容器，每天使用后用流动水冲洗干净或低水平消毒，遇污染时及时清洁并进行高水平消毒，干燥保存备用。医用织物（如浴巾、毛巾等）应遵循先洗涤后消毒的原则，首选机械清洗、湿热消毒，符合 A_0 值 ≥ 600。若选择化学消毒，消毒方法应按消毒剂的使用说明书执行。

6. 熏蒸仪/床的清洁、消毒

熏蒸仪/床不与患者的皮肤直接接触时，每日常规清洁（或低水平消毒），干燥备用。熏蒸仪/床与患者的完整皮肤直接接触时，一人一用一清洁（或低水平消毒）或使用床单/垫单，床单/垫单一人一用一更换或专人专用。熏蒸仪/床、储药容器等如被血液、体液或药浴液等污染时，应及时清洁并进行高水平消毒。对储药容器保持清洁干燥备用。

7. 中药敷熨用品的清洁、消毒

与患者的破损皮肤或黏膜接触的中药敷熨用品应达到灭菌水平，与完整皮肤接触的达到清洁或消毒水平。

（六）中医灌肠类

1.手卫生

用流动水洗手或用速干手消剂进行手消毒。

2.个人防护

按标准预防原则进行防护，戴医用外科口罩、乳胶手套进行操作，必要时戴帽子、防护面罩或防护眼镜，穿隔离衣、鞋套等。

3.清洁操作

操作中遵守灌肠诊疗操作规范，防止喷溅，避免损伤肠道黏膜及出血。治疗前及治疗后，清洁患者的肛周，并保持干燥。

4.物品和环境整理

将一次性灌肠器具放入医疗废物桶，严禁重复使用。可重复使用的灌肠器具严格按照一人一用一消毒，将其置于密封容器中送消毒供应中心集中处理；床单应一人一用一换。

5.环境整理

同中医针刺类。

（七）中医灸类

中医灸类还包括麦粒灸技术、隔物灸技术、悬灸技术、热敏灸技术、雷火灸技术等。

1.手卫生

用流动水洗手或用速干手消剂进行手消毒。

2.皮肤准备

施灸时应选取适当的部位，如需接触施术部位，注意患者皮肤的完整性。若实施温针灸法，则在患者需要针灸的穴位皮肤上选用合适的皮肤消毒剂，以施灸穴位为中心由内向外旋转涂擦，消毒直径应不小于5cm，擦拭次数和作用时间遵循产品使用说明。消毒棉签或棉球应一穴一换。

3.个人防护

操作者有可能接触血液、体液时应戴乳胶手套。

4.物品和环境整理

在使用一次性物品后将其放入医用垃圾桶；温灸器等直接接触患者皮肤的用具应一人一用一清洁（或低水平消毒）；温灸器、复用药饼容器应保持清洁；床单应一人一用一换或专人专用。治疗室保持良好的通风。环境整理同中医针刺类。

5.其他的注意事项

施灸后局部的皮肤出现微红灼热，属于正常现象，无须处理；若出现小水泡，嘱患者衣着宽松，避免摩擦，防止破损，任其自然吸收、愈合；若水泡过大，消毒局部的皮肤后，可用灭菌针头从水泡底刺破，放出水液，保持创面清洁。

（八）中医推拿类

1.手卫生

用流动水洗手或用速干手消剂进行手消毒。

2.治疗巾使用

推拿使用的治疗巾针对同一患者遵循自上而下的原则（头面部—下肢—足部）；治疗巾、床单等医用织物应一人一用一更换或专人专用。

3.物品和环境整理

同中医针刺类。

思考题

1.请思考：中医针刺类的感染防控要点有哪些？

2.请思考：中医外治常用的器具，如罐具、刮痧板，应如何进行清洁、消毒？

参考文献

1.方剑乔，吴焕淦.刺法灸法学.2版.北京：人民卫生出版社，2016.

2.护理人员中医技术使用手册.北京：中国中医药出版社，2015.

3.针灸技术操作规范第20部分：毫针基本针刺法GB/T 21709.20-2009. [2023-07-07].https://std.samr.gov.cn/gb/search/gbDetailed?id=71F772D7CC61D3A7E05397BE0A0AB82A.

4.中医医疗技术相关性感染预防与控制指南（试行）. [2023-07-07].http://www.natcm.gov.cn/bangongshi/zhengcewenjian/2018-03-24/838.html.

5. 浙江省中医医疗技术相关感染预防与控制标准操作规程（第二版）. [2023-07-07].http://zjhtcm.com/Search.aspx.

第九章　医院感染工程防控

课程视频
二维码

第一节　医院感染工程防控概述

◉ 编写：千铁儿　茅一萍

一、概　述

现代医院建筑是民用建筑中功能要求最复杂的一种，其规划与设计应满足为患者和医务人员提供安全、舒适、温馨的就医、休养和工作环境的基本要求，是对建筑学、医学、环境保护学、医疗设备工程学、信息科学和医院感染管理学等多学科领域成果的综合应用，目前已形成一门独立的学科——医院建筑学。医院是患者集中的地方，也是各种致病微生物聚集的场所，加之现代各种诊疗手段的发展和抗菌药物的大量应用，一些变异的、耐药的、罕见的微生物在医院中出现的概率更是明显高于其他的场所，甚至形成特有的"医院菌群"。这些病原微生物会隐藏在医院的通风系统、供水系统、供气系统，也会通过人流、物流、气流等途径在院内传播，由此引发的医院感染越来越受到关注。因此，医院建筑工程设计、合理布局对院内感染的预防至关重要，尽量避免因建筑工程问题造成感染是医院管理者、设计者、施工者和使用者的共同责任。在确保医疗建筑规划、设计和施工的科学性、合理性、有效性、安全性的同时，提升医疗建筑工程在满足防止病原微生物污染环境、预防与控制医院感染的发生和传播要求方面的功能，已成为衡量当代医疗建筑工程水平和作为建筑使用单位的医疗机构的管理水平的重要标志。

二、医院建筑布局的感染预防与控制

（一）建筑选址

医疗机构建筑选址应符合当地城镇建设的发展规划、区域卫生规划和环保评估要求，选择在交通方便、城市基础设施配套良好、环境安静且远离能产生污染源的区域，或通过设置绿化隔离带等措施达到彼此安全间隔的目的，以避免影响诊疗环境。新建收治传染性疾病的医疗建筑应综合考虑就诊方便及与周边环境的影响因素。新建传染病医院选址，以及现有传染病医院改建和扩建时，医疗用建筑物与院外周边建筑距离应设置大于或等于20m。

（二）建筑分区

1. 风险分区

为达到有效地控制医院感染传播的目的，在进行医疗机构建筑平面设计时应科学、合理地安排各个功能区或单元，服务流程合理，保障洁污分开，通道线路清楚，防止洁污交叉、逆流，把握"污染不扩散原则"。根据患者获得感染危险性的程度，医院建筑分为3个区域：低度风险区域、中度风险区域和高度风险区域。

低度风险区域：基本没有患者或者患者只作短暂停留的区域，如行政管理部门、图书馆、会议室、病案室等。

中度风险区域：有普通患者的诊疗，以及患者的体液（血液与组织液等）、分泌物对环境表面存在潜在污染可能性的区域，如普通病区、门诊科室、功能检查室等。

高度风险区域：有感染或者高度易感患者诊疗的区域以及对高度易感患者采取保护性隔离措施的区域，如感染性疾病科、手术部（室）、重症监护病区、移植病区、烧伤病区等。

根据建筑分区的要求，同一等级分区的科室宜相对集中，高度风险区域的科室宜相对独立，并与普通病区和生活区分开。收治传染病患者的医院或病区应具备隔离条件，独立设区。

2. 通道流程

医疗机构出入口的设置及布局应注意正常使用的人员出入口和通道不得兼作患者的尸体、医疗废物和其他的污染物品的转运通道与出口，后者应在相对僻静、便于封闭管理的位置独立设置，尽量避免与主要人行路线交叉、重叠。太平间、病理标本处理室、污染织物暂存处、医疗废物暂存处及污水处理站等部门应设置于远离医疗区、食品加工区和人员活动密集区。发热门诊应当设置在医疗机构内相对独立的区域，与普通门（急）诊相对隔离，并宜邻近急诊，设立相对独立的出入口，便于患者筛查、转运。

3. 功能设置

（1）门诊部应设在靠近医疗机构的交通入口处，与医技用房邻近，内设部门，单元布局流程合理，主要用于接诊感染性疾病就诊者的诊疗区应相对集中和独立设置。诊室应通风良好，应配备适量的流动水洗手设施和（或）速干手消毒剂。

（2）发热门诊平面布局应当划分为清洁区、潜在污染区、污染区，并设置醒目标识。

三区相互无交叉，使用面积应当满足日常诊疗工作及生活需求。其中，将患者活动限制在污染区，医务人员一般的工作活动宜限制在清洁区；潜在污染区位于清洁区与污染区之间的过渡地段。

（3）急诊单元的诊疗功能应相对齐备、完善，急诊医疗服务及其运行管理自成体系，观察病区宜设置隔离观察室或隔离单元。

（4）住院部设置与管理应相对自成体系，并根据医疗建筑分区原则合理确定内设部门、单元的分区级别，并依据分区级别和医疗服务需要合理设计布局、流程。病房内通风良好，病房床间距应大于0.8 m，合理设置病房的床位数，病房的床位数单排不应超过3床；双排不应超过6床。根据传染病的隔离类型，如对于呼吸道传染病患者，应安排单人病房或同种病原菌收治一室。

（5）电梯宜设医护人员专用梯、客梯、餐梯、送货梯和污梯，专梯专用，做到洁污分明。

（6）医疗用房的室内装修、地面、踢脚板、墙裙、墙面、顶棚等应使用便于清扫或冲洗的建筑材料，踢脚板、墙裙应与墙面平，阴阳角宜采用圆角设计。手术室、移植病房等环境生学要求高的室内装修应满足易清洁、耐腐蚀的要求。

三、医院通风系统的感染预防与控制

为了减少室内空气中的病原菌污染，控制医院感染尤其是呼吸道传播疾病的扩散，医院建筑应建立良好的通风系统。医疗机构应综合考虑所处地域的地理环境、气候条件以及自身的功能定位、业务开展和内设部门功能分区等因素，确定整体和（或）局部采用的通风手段（如自然通风、机械通风）与拟用的设备系统（如普通空调、净化空调等）。

（一）自然通风

门诊、急诊和病房应充分利用自然通风。当采用自然通风时，中庭内不宜有遮挡物，当有遮挡物时宜辅之以机械排风。气候条件适合的地区可利用"穿堂风"方式通风，应保持清洁区域位于通风的上风侧。

（二）机械通风

机械通风是指依靠风机提供的风压、风量，通过管道和送、排风筒有效地将室外新鲜空气或经过处理的空气送到建筑物的任何的工作场所；还可以将建筑物内受到污染的空气及时排至室外，或者送至净化装置处理合格后再予以排放。当自然通风不良时，凡产生气味、烟雾、水汽和潮湿作业的用房，应设机械排风。机械通风是现代医院建筑常用的通风

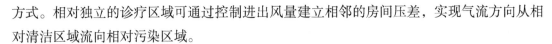

方式。相对独立的诊疗区域可通过控制进出风量建立相邻的房间压差，实现气流方向从相对清洁区域流向相对污染区域。

1.空调系统

空调系统是机械通风的重要组成部分。医疗机构应根据建筑物内各部门（单元）、各区域（房间）的功能任务、设施设备配置和环境卫生学要求等设计空调系统。各功能区的空调系统宜自成体系，不同分区之间应能互相封闭；有洁净度要求或严重污染的功能区（房间）应使用单独的空调系统。对进入空调机组前的空气，配置除尘设施，可提高和延长空调性能。

2.新风系统

新风采气口应远离建筑物的排风口、开放式冷却塔和其他的污染源，确保其周围环境清洁。送入的空气应为新鲜的室外空气，不应从机房内、楼道内和天棚吊顶内采取新风。送风口和回风口设置防护网与粗效过滤器并定期清洗。对于具备应急关闭回风和新风的装置，房间到总排风系统之间的排风通道上应设置止回阀，以防止各房间空气互相交叉污染。门急诊推荐1~2个诊室配置排风设施，满足可能经空气传播后患者有临时负压诊疗的需求。对于手术室、ICU、新生儿室等通风换气要求高的场所，气流设计上必须为上送风、下回风。

（三）空气净化

污染区域（如发热门诊、呼吸道传染病病区等）和清洁度要求较高的区域（如手术单元、重症监护单元等）宜安装空气净化消毒设施。空气净化消毒设施首选与中央空调通风系统结合起来，在新风口、回风口配置空气净化消毒装置来实现对源头的控制；新建的医院应避免后续配置壁挂式、移动式空气消毒装置。

四、医院供水系统的感染预防与控制

水广泛用于医疗和护理患者，但水易滋生病原菌，在自来水管道、医疗设备的水管道，甚至生活用具，如淋浴喷头中形成难以清除的生物膜，对住院患者构成潜在的感染威胁。水源性细菌可在生物膜内持续存在并引起感染暴发，感染途径多种多样，可通过吸入含病原菌的气溶胶、呛入或食用受污染的水，以及直接或间接接触受污染水而感染。医院供水系统感染防控主要包括：一是建立并执行严格的医疗用水管理制度，加强设施设备的消毒和维护；二是定期开展指标监测，及时发现污染情况；三是采用特殊保护措施来防止高危患者的感染。目前，我国医疗机构供水系统感染防控的相关规范、标准有待进一步健全和完善。

（一）市政供水

定期对医疗机构二次供水水箱进行清洁、消毒和病原微生物监测。新建成的建筑物供水管道内的水一般在管道内停留的时间较长，因此，建筑物投入使用前须进行水样监测，必要时采取全管路消毒等措施。流动水洗手的水质要符合《生活饮用水卫生标准（GB5749）》。

（二）水处理设施供水

血液净化用水、口腔综合治疗用水、器械清洗与消毒用水等有特殊行业标准要求的医疗用水，由达到相应行业标准的水处理设施供水，按照标准和规范做好此类医疗设备的维护、保养和监测。血液净化用水要控制细菌数、内毒素、化学物质。对于内镜中心化学消毒、灭菌后的终末漂洗用水，重点控制细菌数指标。对于口腔门诊牙椅水路系统，不宜使用储箱水，重点控制细菌数指标。

（三）污　水

医院污水经消毒处理后再排放，且必须符合最新国家颁发的《医疗机构水污染排放标准（GB18466-2016）》。

五、医用气体的感染预防与控制

医用气体是指由医院管道系统集中供应，用于患者治疗、诊断、预防或驱动外科手术工具的单一或混合成分气体，包括医用空气、医疗空气、器械空气、医用真空等。医用真空是指为排除患者的体液、污物和治疗用液体而设置的适用于医疗用途的真空，由管道系统集中提供。医疗气体在医疗活动中必不可少，其集中供应的性质决定了一旦发生污染情况，涉及面较广，具有引发群体感染事件的隐患，因此，采取必要的感染控制措施是非常重要的。医用气体工程设计要达到供气系统稳定、无腐蚀、无交叉感染等要求。

（一）医用空气供应源

进气口应设置在远离医疗空气限定的污染物散发处的场所，进气管应采用耐腐蚀材料，并应配备进气过滤器和防护措施。进气口设于室外时，进气口应高于地面5m，且与建筑物的门、窗、进排气口或其他开口的距离不应小于3m。进气口设于室内时，医疗空气供应源不得与医用真空管、牙科专用真空机，以及麻醉废气排放系统设置在同一房间内。压缩机进气口不应设置在电机风扇或传送皮带的附近，且室内空气质量应等同或优于室外，并应能连续供应。多台压缩机合用进气管时，每台压缩机的进气端应采取隔离措施。

（二）医用真空泵

多台真空泵合用排气管时，每台真空泵排气时应采取隔离措施。排气管口应使用耐腐蚀材料，并应采取排气防护措施，在排气管道的最低部位应设置排污阀；真空泵的排气应符合医院环境卫生标准要求；在排气口应设置有害气体的警示标识。排气口应位于室外，不应与医用空气进气口位于同一高度，且与建筑物的门窗、其他开口的距离不应小于3m；排气口气体的散发不应受季风、附近建筑、地形及其他因素的影响，排出的气体不应转移至其他人员工作或生活的区域。

➕ 思考题

1. 请思考：医院感染工程防控包括哪些方面？
2. 请思考：医院通风系统感染预防与控制的措施有哪些？

➕ 参考文献

1. 医用气体工程技术规范GB 50751-2012.[2023-07-07]. https://www.mohurd.gov.cn/gongkai/zhengce/zhengcefilelib/201205/20120507_209766.html.

2. 综合医院建筑设计规范GB 51039-2014. [2023-07-07]. http://www.nhc.gov.cn/guihuaxxs/gw1/202202/bb2ef82d3054425faa3b312eabaedb50.shtml.

3. 传染病医院建筑设计规范GB 50849-2014. [2023-07-07]. http://www.nhc.gov.cn/guihuaxxs/gw1/201410/f5f6c92080d545399a326e2d08623bad.shtml.

4. 医院中央空调系统运行管理WS 488-2016. [2023-07-07]. http://www.nhc.gov.cn/fzs/s7852d/201611/974ba11028e04708ac0c56edea7e87d4.shtml.

5. 病原微生物实验室生物安全通用准则WS 233-2017. [2023-07-07]. http://www.nhc.gov.cn/ewebeditor/uploadfile/2017/08/20170816170312182.pdf.

6. 付强，吴安华. 医院感染防控质量管理与控制实务.北京：人民卫生出版社，2019.

第二节　重点部门工程的感染预防与控制

课程视频
二维码

◉ 编写：干铁儿　茅一萍　阚建兰

一、发热门诊

发热门诊应当合理设置清洁通道、污染通道，设置患者专用出入口和医务人员专用通道，合理组织清洁物品和污染物品流线，有效控制院内交叉感染。各区和通道出入口应设有醒目标识，各区之间有严密的物理隔断，相互无交叉。患者专用通道、出入口设在污染区一端，医务人员专用通道、出入口设在清洁区一端。清洁区主要包括医务人员出入口、更衣室、值班休息室、医务人员卫生间、淋浴间、清洁库房等。潜在污染区位于清洁区与污染区之间，主要包括治疗室、消毒室、留观区的护士站、护理走道等。污染区主要包括患者入口区、分诊区、候诊区、诊室、隔离观察室、放射检查用房、检验室、处置室、抢救室、污物间、患者卫生间等。

发热门诊的空调系统应独立设置。对于设有中央空调系统的，污染区、潜在污染区、清洁区应独立设置，在空调回风口安装空气净化消毒装置，污染区、潜在污染区的空调冷凝水按污水处理。洗手设施应采用非手触式水龙头。供水系统应设置防回流污染措施，避免污染区流向半污染区和清洁区。发热门诊里面的空气压力由清洁向污染依次降低，使空气从清洁流向污染。污染区、半污染区的空气排放应有高效过滤系统。按需要规范设置医院氧气、医用真空系统和医用空气系统，保证用气安全。发热门诊应设置独立的污水预处理池。

二、消毒供应中心

建筑面积应符合医院的建设和未来发展规划的需要，主要根据医院手术类型、器械配置数量、清洗与消毒条件和设施、护工人数配置等情况综合考虑，有研究建议按$1.0m^2$/床位来配置。消毒供应中心宜接近手术室、产房和临床科室，或与手术室之间有物品直接传递的专用通道，不宜建在地下室或半地下室。周围环境应清洁、无污染源，区域相对独立，内部通风、采光良好。内部建筑布局应分为辅助区域和工作区域：辅助区域包括工作人员更衣室、值班室、办公室、休息室、卫生间等；工作区域包括去污区、检查包装及灭菌区（含独立的敷料制备或包装间）和无菌物品存放区。

1.去污区与检查、包装及灭菌区和无菌物品存放区之间应设实际屏障。

2.去污区与检查、包装及灭菌区之间应设洁、污物品传递通道，并分别设置人员出入缓冲间（带）。

3.缓冲间（带）应设非手触式开关的洗手设施。无菌物品存放区内不应设洗手池。

4.检查、包装及灭菌区的专用洁具间应采用封闭式设计。

5.工作区域的天花板、墙壁应无裂隙，不落尘，便于清洗和消毒；地面与墙面踢脚及所有的阴角均应为弧形设计；地面应防滑、易清洗、耐腐蚀；地漏应采用防返溢式。

物品流向由污到洁，不交叉，不逆流。对于采用机械通风设计的，空气流向由洁到污，去污区保持相对负压，检查、包装及灭菌区保持相对正压，定向气流应经灭菌区流向去污区。无菌物品存放区对相邻并相通房间的正压差宜不低于5Pa，去污区对相邻并相通房间和室外均应维持宜不低于5Pa的负压。

三、重症监护病房

重症监护病房应位于方便患者转运、检查和治疗的区域。整体布局应以洁污分开为原则，医疗区域、医疗辅助用房区域、污物处理区域等应相对独立。建筑布局要考虑患者的舒适性，采光、通风、气流要良好。医疗区域内的温度应维持在24℃±1.5℃，相对湿度应维持在30%~60%。监护床位床单位的使用面积应不少于15m²，床间距不应小于1.2m。监护区内应至少配备1个单间监护病室，使用面积不少于18m²。虽然不是必须设置正压、负压病房，但宜设排风设施，能建立负压环境。地面、墙面材料应易清洁、擦洗。装饰应不产尘、不积尘、耐腐蚀、防潮防霉、防静电、容易清洁和消毒。

应配备足够的非手触式洗手设施和速干手消毒剂，洗手设施或速干手消毒剂与监护床位数比例不低于1：2；对于单间病室，应安排每床1套。为减少水源性污染，洗手池尽量远离病床，可设在门口、走廊、护理站等处。

四、手术部

手术部应当设在便于转运、接收手术患者的区域，独立成区，与重症医学科、病理科、输血科（血库）、消毒供应单元，以及临床手术科室等邻近，应开辟急诊手术患者绿色通道，但不宜设在地上一层或顶层。手术部应做到布局合理、分区明确、标志清楚，符合功能流程合理和洁污区域分开的基本原则。应设有工作人员出入通道、患者出入通道，物流洁污分开，流向合理。医院根据规模、功能、任务需求设置普通手术室、洁净手术室、负压手术室。洁净手术室和负压手术室可按需配置，不是必须配置。洁净系统造价昂贵、耗电大、管理成本高，平时如果不做好维护和自我监测，其会成为新的污染源，因此，配备空气净化消毒装置的新型普通手术室也能达到感染控制的要求。用于经空气传播传染病患者的医院应设置负压手术室，负压手术室无洁净度的要求，但须设缓冲室和设独立出入口与通道。

手术部内部一般分限制区（手术区），半限制区（换车、术前准备、复苏等）和非限制区（医护人员示教、休息、就餐）。限制区、半限制区和非限制区应当严格划分，标志明显，避免交叉污染。限制区、半限制区墙面应平整并采用防潮、防霉、不积尘、不产尘、耐腐蚀、易清洁的材料。墙面下部的踢脚应与地面成一整体，踢脚与地面交界的阴角应为R ≥ 30mm的圆角，墙体交界处的阴角应为小圆角。地面应平整，防水采用耐磨、耐腐蚀、易清洁、浅色的材料。做防水时，不应有开放的地漏。手术室的净高宜为2.70~3.00m。吊顶不应采用多缝的石膏板，吊顶及吊挂件应采取牢固固定的措施，吊顶上不应开设人孔。门窗的密闭性好，不应随意开启。推床通过的手术室门的净宽不宜小于1.40m，且宜设置自动启闭装置。外科洗手池设置在手术间附近，水池大小、高矮适宜，能防止洗手水溅出，池面应光滑无死角且易于清洁。每2~4间手术间设1处外科洗手池，水龙头的数量不应少于手术间的数量，水龙头开关应为非手触式的。

洁净手术部（室）应与辅助用房分开设置净化空调系统；Ⅰ、Ⅱ级洁净手术室，以及负压手术室的每个手术间均应采用独立净化空调系统；对于Ⅲ、Ⅳ级洁净手术室，可2~3个手术间合用一个系统。洁净手术室应采用局部集中送风的方式，即将送风口直接集中布置在手术台的上方。应采用上送风、平行于手术台长边的双侧墙下部回风的通风方式，下部回风口洞口上边的高度不宜超过地面之上0.5m，洞口下边离地面不宜小于0.1m。

手术部常见的三种建筑布局模式如下。

1. 中央岛供应型

以美国主导，强调器械安全第一；手术部中间通道只允许器械和器械护士通过，确保器械安全；手术相关人员、手术患者都要从外围通道进入手术室；手术结束后人员和使用后的器械、医疗废物等都要从外围通道出来；手术室和外围通道清洁、消毒后才能接台。

2. 单通道模式

以欧洲主导，强调污染不扩散原则；每个手术室都要配1个准备间，完成术前各项准备、术后器械预处理和打包封闭转运；每个手术室都能独立运行。对手术人员的配置要求高，不太适合我国的国情。

3. 双通道模式

中间是清洁通道，供手术医护人员、患者和清洁物品通过；外围是污染通道，供使用后的器械、医疗废物以及其他的污染物品等通过。手术后清台比较快，手术人员和器械从

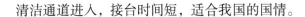

清洁通道进入，接台时间短，适合我国的国情。

五、口腔科

口腔门诊至少应包括诊疗区（诊室、放射室等），器械处理区，医疗辅助区（压缩空气设备区、负压吸引设备区、医疗废物暂存区和/或污水处理区），候诊区，医务人员办公区及生活区域等。诊室首选单间设置，条件受限时，每个牙科综合治疗台之间应有物理隔断，隔断高度大于1.8m。诊疗场所有自然通风，对流良好。自然通风不良的区域配置机械排风系统，室内空气应结合空调通风系统对新风、回风、送风管路的空气进行消毒，达到有效去除诊疗过程的飞沫、气溶胶污染的目的。种植牙等外科操作区域参考普通手术室的要求设置。

六、内镜中心

内镜诊疗区域应当设登记室、候诊室、独立的清洗与消毒室、内镜诊疗室和内镜储存柜。对于开展无痛检查的，要设置术前准备间、麻醉复苏间。做到洁污分流。灭菌内镜（治疗内镜和手术内镜）的诊疗环境至少应达到非洁净手术室（普通手术室）的要求。清洗、消毒区域尽可能安排在内镜中心下风向或创造相对负压的环境，配置排风系统；排风口应设置在消毒槽上方或工作台下方，有利于排出空气中的消毒剂和飞沫、气溶胶。

七、静脉用药调配中心

医院静脉用药调配中心应设于人员流动少的安静区域，且便于与医护人员沟通和成品的运送。设置的地点远离污染源，禁止设置于地下室或半地下室，周围的环境不会对静脉用药调配过程造成污染。总体区域设计布局、功能室和面积应与工作量相适应，并保证洁净区、辅助工作区和生活区的划分明确，不同区域之间的人流和物流出入走向合理，不同洁净级别区域间有防止交叉感染的相应设施。

洁净区的洁净标准：一次更衣室洗衣洁具间为十万级；二次更衣室、加药混合调配操作间为万级；层流操作台为百级。洁净区应当设有温度、湿度、气压等监测设备和通风换气设施，保持静脉用药调配室的温度为18℃~26℃，相对湿度为40%~65%，保持一定量的新风的送入。洁净区应当维持正压差；抗菌药物类、危害药品静脉用药调配的洁净区和二次更衣室之间应当呈5~10Pa的压差。

八、感染性疾病病房

传染性疾病建筑应根据国家的有关法规，结合本医疗机构的实际情况，建筑布局合理，区域划分明确，洁污分明，标志清楚。不同感染性疾病的隔离要求如下。

（一）接触隔离

接触隔离适用于肠道感染、多重耐药感染、经血传播疾病。患者单间或同种病原菌一间隔离，条件受限时床边隔离。

（二）飞沫隔离

飞沫隔离适用于大多数的呼吸道传染病（如流感、百日咳等）。患者单间或同种病原菌一间隔离，有良好的自然通风或机械通风。

（三）空气隔离

空气隔离适用于可能经空气传播的传染病（如肺结核、麻疹等）或可能产生气溶胶的操作时。患者单间或同种病原菌一间隔离，有良好的自然通风或机械通风，隔离间宜有相对负压的环境，控制气流单向流动。对于负压病区（房）集中安置的，应相对独立，分为清洁区、潜在污染区和污染区，三区之间应设置缓冲间，病室内应设置卫生间。特殊通风装置，使病区（房）的空气由清洁区向污染区流动，使病区（房）内的压力低于室外压力。负压病区（房）排出的空气须经处理，确保对环境无害。

九、新生儿病房

新生儿病房应设置在远离医院污染区的区域，内部的建筑布局应洁污分区，宜设置医护人员生活休息区，办公区，疾病诊疗区，医疗辅助区(含静脉液体配置室、配奶间、沐浴间、设备间等)和污物处理区。诊疗区宜设置隔离室/区，以满足可疑感染或感染患儿的隔离需求。新生儿每床位所占的空间应满足患儿医疗救治和医院感染预防与控制的要求，并配备必要的清洁和消毒设施。

十、血液净化中心

该区域划分应符合医院感染管理的要求，做到布局合理、分区明确、标志清楚、功能流程合理，满足工作需要。治疗准备室、水处理间、清洁库房、配液间、复用后透析器储

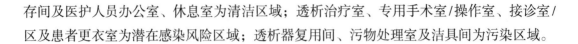

存间及医护人员办公室、休息室为清洁区域；透析治疗室、专用手术室/操作室、接诊室/区及患者更衣室为潜在感染风险区域；透析器复用间、污物处理室及洁具间为污染区域。

（一）透析治疗室

1.透析治疗室的每个血液透析床/椅的间距不小于1m。

2.透析治疗室应具备通风设施和/或空气消毒装置，光线充足，通风良好。

3.手卫生设备的位置和数量应满足工作和感染控制的需要，一般每个分隔透析治疗区域设置1个洗手槽。

4.非传染病和传染病的患者应分区，宜设置传染病患者专用治疗准备室，传染病主要是指乙型病毒性肝炎、丙型病毒性肝炎、梅毒、艾滋病等血源性传染疾病。

（二）库　房

库房分干性库房和湿性库房，不同物品须有明确的区域标示，分开存放。

（三）水处理间

其面积应为水处理装置占地面积的1.5倍以上；地面承重、防水处理、室温、通风条件等符合要求，水处理设备应避免日光直射，放置处应有排水槽。

十一、移植病房

移植病房（室）应分为移植区、层流区、普通区，各区应合理布局。移植后应根据疾病需要依次从移植区、层流区过渡，直到入住普通区。

各区布局应使放置病床的医疗区域、医疗辅助用房区域、污物处理区域和医务人员生活辅助用房区域等有相对的独立性，以减少彼此之间的干扰及有利于符合医院感染控制。

（一）器官移植病房

器官移植病房（室）宜分设普通区和移植监护区。普通区应包括术前区和术后区；术后区宜根据各移植病房（室）收治的患者情况设置隔离区。移植监护区的设置宜根据医疗机构的规模、资源配置和手术开展情况确定，宜与重症监护单元及普通病区邻近，并设有方便患者转运的通道，病室应为独立的单人间设置。器官移植患者移植术后宜从移植监护区转入移植术后普通区。

（二）造血干细胞移植病房

该区宜设保护区、限制区、缓冲区和普通区。①保护区为患者接受移植手术后的居住区，应为配备高效空气过滤器（high efficiency particulate air filter，HEPA）的单间，每小时换气次数至少12次以上，室内在开机状态下温度宜保持在20℃~26℃，相对湿度为40%~60%，噪声≤55dB。保护区的洁净度宜为Ⅰ级。新建与改建验收时、更换HEPA后、日常监测时，保护区空气中的细菌菌落总数应符合《医院洁净手术部建筑技术规范（GB50333-2013）》相应洁净手术室的要求。各单间应配备相应的辅助患者大小便的功能设施，若使用设有缓冲前室的独立卫生间，其房间应始终处于负压状态。②限制区的洁净度为Ⅲ级，包括患者更衣室、浴室、医护办公室、配餐室、监控室、医护人员工作区域（如诊疗室与药浴室等）。③缓冲区包括探视走廊、卫生间和缓冲间等。人、物进入各区应按照普通区、缓冲区、限制区、保护区的顺序依次进入。无菌物品进入时应先除去外包装后经专用清洁传递通道传递至保护区；对于污染物品，应分类收集，分别置于各类包装袋或容器内，并由专用污物传递通道传出。

十二、生物安全实验室

实验室环境、设施和设备应满足所开展的实验活动安全防护等级与人员健康及环境保护要求。根据实验室对病原微生物的生物安全防护水平，并依照实验室生物安全国家标准的规定，将实验室分为一级（biosafety level 1，BSL-1）、二级（BSL-2）[①]、三级（BSL-3）、四级（BSL-4）。其中，一级防护水平最低，四级防护水平最高。按照实验室是否具备机械通风系统，将二级生物安全实验室（BSL-2）分为普通型BSL-2实验室和加强型BSL-2实验室。以下是二级生物安全实验室工程的防控要求。

实验室整体布局应有利于形成合理的人流和物流分布，遵循污染区远离人群活动频繁区域的原则。实验室主入口的门应有进入控制措施，实验室的门或墙上应设可视窗。实验室应设洗手池或手消毒装置，洗水池宜设置在靠近实验室的出口处，洗手龙头应为非手触式的。根据要求在合适的位置安装洗眼装置，有特殊要求的可设紧急喷淋装置。实验室的墙壁、天花板和地面应平整、易清洁、不渗水、耐磨、耐化学品和消毒剂的腐蚀，地面应防滑，不得铺设地毯。实验台面应防水、耐腐蚀、耐高温。核心工作间的温度宜控制在18℃~26℃，噪声应低于68dB。实验室应保持良好的通风，如使用窗户自然通风，应有防虫、防蚊设施。如果涉及有毒、有害、挥发性溶媒和化学致癌剂操作，则应采用机械通

---

① 二级生物安全实验室适用于操作能够引起人类或者动物发病，但一般情况下对人、动物或者环境不构成严重危害，传播风险有限，实验室感染后很少引起严重疾病，并且具备有效治疗和预防措施的微生物相关的实验材料。

风，形成定向气流，高效过滤器宜设置在空气处理机组的正压端。外排通风管口宜通至本建筑的楼顶或实验室楼顶2m以上。

加强型BSL-2实验室除满足普通型BSL-2实验室的要求外，还应在核心工作间和辅助间之间设置缓冲间。核心工作间的气压相对于相邻区域应为负压，压差宜不小于10Pa。在核心工作间入口的显著位置，应安装显示房间负压状况的压力显示装置。

⊕ 思考题

1.请思考：发热门诊的医院感染工程防控主要包括哪些？
2.请思考：手术部的医院感染工程防控主要包括哪些？

⊕ 参考文献

1. 医用气体工程技术规范 GB 50751-2012.[2023-07-07]. https://www.mohurd.gov.cn/gongkai/zhengce/zhengcefilelib/201205/20120507_209766.html.

2. 综合医院建筑设计规范 GB 51039-2014. [2023-07-07].http://www.nhc.gov.cn/guihuaxxs/gw1/202202/bb2ef82d3054425faa3b312eabaedb50.shtml.

3. 传染病医院建筑设计规范 GB 50849-2014. [2023-07-07]. http://www.nhc.gov.cn/guihuaxxs/gw1/201410/f5f6c92080d545399a326e2d08623bad.shtml.

4. 医院中央空调系统运行管理 WS 488-2016. [2023-07-07].http://www.nhc.gov.cn/fzs/s7852d/201611/974ba11028e04708ac0c56edea7e87d4.shtml.

5. 病原微生物实验室生物安全通用准则 WS 233-2017. [2023-07-07].http://www.nhc.gov.cn/fzs/s7852d/201708/fe13dab151cd42f18ee546c380fe7292.shtml.

6. 付强，吴安华.医院感染防控质量管理与控制实务.北京：人民卫生出版社，2019.

第十章 医疗废物与污水管理

课程视频
二维码

第一节 医疗废物管理

●编写：千铁儿

　　医疗废物中可能含有大量的病原微生物、放射性物质及多种有害化学物质等，具有极强的传染性、生物病毒性和腐蚀性，若处置不当，其极易对土壤、水体、大气造成污染，进而直接或间接危害人体健康，是引起疾病传播或相关公共卫生问题的重要的危险性因素。随着医疗技术的进步和医疗水平的提高，我国医疗废物的产生量和处置量均在不断增长。根据《2020年全国大、中城市固体废物污染环境防治年报》，2019年，196个大、中城市医疗废物的产生量为84.3万吨，产生的医疗废物都得到了及时妥善的处置；2009—2019年，重点城市及模范城市的医疗废物的产生量及处置量从2009年的24.4万吨增长到2019年的64.6万吨。近10年来医疗废物产生量增加了40.2万吨，随着2020年新型冠状病毒的到来，2020年医疗废物产生量达84.3万吨，较2019年增加了19.7万吨，增长率约占近10年的49%。综上所述，各个地区随着感染性较强的传染病暴发，医疗废物的妥善处置管理变得尤为重要和紧迫，医疗废物的环境管理和安全处理再一次引起了国家的高度重视和社会公众的广泛关注。

一、定　义

　　医疗废物是医疗卫生机构在医疗、预防、保健以及其他相关活动中产生的具有直接或者间接感染性、毒性以及其他危害性的废物。

二、医疗废物的分类

　　医疗废物根据不同的类型分为5类，分别是感染性废物、损伤性废物、病理性废物、药物性废物、化学性废物。医疗废物的分类目录见表10-1-1。以下废弃物不属于医疗废物，故未列入此表中。如：非传染病区使用或者未用于传染病患者、疑似传染病患者以及采取隔离措施的其他患者的输液瓶（袋）；盛装消毒剂、透析液的空容器；一次性医用外包装物；废弃的中草药与中草药煎制后的残渣；盛装药物的药杯，尿杯，纸巾、湿巾、尿不湿、卫生巾、护理垫等一次性卫生用品；医用织物以及使用后的大、小便器等。居民日常生活中废弃的一次性口罩不属于医疗废物。

有些废弃物符合医疗废物的定义，但无风险或者风险较低，在满足相关条件时，在部分环节或全部环节可不按医疗废物进行管理的废弃物，具体见表10-1-2。

表10-1-1　医疗废物的分类目录

类别	特征	常见组分或废物名称	收集方式
感染性废物	携带病原微生物、具有引发感染性疾病传播危险的医疗废物	1. 被患者的血液、体液、排泄物等污染的除锐器以外的废物 2. 使用后废弃的一次性使用医疗器械，如注射器、输液器、透析器等 3. 病原微生物实验室废弃的病原菌培养基、标本，菌种和毒种保存液及其容器；其他实验室及科室废弃的血液、血清、分泌物等标本和容器 4. 隔离传染病患者或者疑似传染病患者产生的废弃物	1. 收集于符合《医疗废物专用包装袋、容器和警示标志标准（HJ421）》的医疗废物包装袋中 2. 病原微生物实验室废弃的病原菌培养基、标本，菌种和毒种保存液及其容器，应在产生地点进行压力蒸汽灭菌或者使用其他方式消毒，然后按感染性废物收集处理 3. 隔离传染病患者或者疑似传染病患者产生的医疗废物应当使用双层医疗废物包装袋盛装
损伤性废物	能够刺伤或者割伤人体的废弃的医用锐器	1. 废弃的金属类锐器，如针头、缝合针、针灸针、探针、穿刺针、解剖刀、手术刀、手术锯、备皮刀、钢钉和导丝等 2. 废弃的玻璃类锐器，如盖玻片、载玻片、玻璃安瓿等 3. 废弃的其他材质类锐器	1. 收集于符合《医疗废物专用包装袋、容器和警示标志标准（HJ421）》的利器盒中 2. 利器盒达到3/4满时，应当封闭严密，按流程运送、贮存
病理性废物	诊疗过程中产生的人体废弃物和医学实验动物尸体等	1. 手术及其他医学服务过程中产生的废弃的人体组织、器官 2. 病理切片后废弃的人体组织、病理蜡块 3. 废弃的医学实验动物的组织和尸体 4.16周胎龄以下或重量不足500g的胚胎组织等 5. 确诊、疑似传染病或携带传染病病原菌的产妇的胎盘	1. 收集于符合《医疗废物专用包装袋、容器和警示标志标准（HJ421）》的医疗废物包装袋中 2. 对于确诊、疑似传染病产妇或携带传染病病原菌的产妇的胎盘，应使用双层医疗废物包装袋盛装 3. 可进行防腐或者低温保存
药物性废物	过期、淘汰、变质或者被污染的废弃的药物	1. 废弃的一般性药物 2. 废弃的细胞毒性药物和遗传毒性药物 3. 废弃的疫苗及血液制品	1. 少量的药物性废物可以并入感染性废物中，但应在标签中注明 2. 对于批量废弃的药物性废物，收集后应交由具备相应资质的医疗废物处置单位或者危险废物处置单位等进行处置

类别	特征	常见组分或废物名称	收集方式
化学性废物	具有毒性、腐蚀性、易燃性、反应性的废弃的化学物品	列入《国家危险废物名录》中的废弃危险化学品，如甲醛、二甲苯等；非特定行业来源的危险废物，如含汞血压计、含汞体温计、废弃的牙科汞合金材料及其残余物等	1. 收集于容器中，粘贴标签并注明主要成分 2. 收集后应交由具备相应资质的医疗废物处置单位或者危险废物处置单位等进行处置

表 10-1-2 医疗废物的豁免管理清单

序号	名称	豁免环节	豁免条件	豁免内容
1	密封药瓶、安瓿瓶等玻璃药瓶	收集	盛装的容器应满足防渗漏、防刺破的要求，并有医疗废物标识或者外加一层医疗废物包装袋。标签为损伤性废物，并注明：密封药瓶或者安瓿瓶	可不使用利器盒收集
2	导丝	收集	盛装的容器应满足防渗漏、防刺破的要求，并有医疗废物标识或者外加一层医疗废物包装袋。标签为损伤性废物，并注明：导丝	可不使用利器盒收集
3	棉签、棉球、输液贴	全部环节	患者自行用于按压止血而未收集于医疗废物容器中的棉签、棉球、输液贴	全过程不按照医疗废物管理
4	感染性废物、损伤性废物以及相关技术可处理的病理性废物	运输、贮存、处置	按照相关处理标准规范，采用高温蒸汽、微波、化学消毒、高温干热或者其他方式消毒处理后，在满足相关入厂（场）要求的前提下，运输至生活垃圾焚烧厂或生活垃圾填埋场等处置	运输、贮存、处置过程中不按照医疗废物管理进行

三、医疗废物的处理总则

医疗卫生机构和医疗废物集中处置单位，应做好以下工作。

1. 应当建立、健全医疗废物管理责任制，其法定代表人为第一责任人，切实履行职责，防止因医疗废物导致传染病传播和环境污染事故。

2. 应当采取有效的职业卫生防护措施，为从事医疗废物收集、运送、贮存、处置等工作的人员和管理人员，配备必要的防护用品，定期进行健康检查；必要时，对有关人员进行免疫接种，防止其受到健康损害。

医疗废物正确分类视频二维码

3. 应当依照《中华人民共和国固体废物污染环境防治法》的规定，执行危险废物转移联单管理制度。

4. 应当对医疗废物进行登记，登记内容应当包括医疗废物的来源、种类、重量或者数量、交接时间、处置方法、最终去向以及经办人签名等项目。登记资料至少保存3年。

5. 应当采取有效措施，防止医疗废物流失、泄漏、扩散。发生医疗废物流失、泄漏、扩散时，医疗卫生机构和医疗废物集中处置单位应当采取减少危害的紧急处理措施，对致病人员提供医疗救护和现场救援；同时，向所在地的县级人民政府卫生行政主管部门、环境保护行政主管部门报告，并向可能受到危害的单位和居民通报。

6.禁止任何单位和个人转让、买卖医疗废物，禁止在非收集、非暂时贮存地点倾倒、堆放医疗废物。

7.禁止邮寄医疗废物。

四、医疗废物的处置要求

（一）医疗机构内处置

医疗废物从产生、收集、转运、消毒到无害化处置，需要全程闭环管理，由专职人员负责。

1.分类处置

医疗废物产生者根据不同种类的医疗废物进行分类处置。医疗废物专用包装物、容器，应当有明显的警示标识和警示说明。

2.收集

转运人员负责以转运箱为单位清点数量、称重，并密闭收集，扫码记录种类、数量、交接时间，并和产废科室人员刷卡确认或双签名。

3.转运

定时、定点地固定路线、密闭转运至集中暂存点，交由具有医疗废物无害化处理资质的单位进行集中处置。

4.转运工具管理

保持转运工具清洁，工作结束后用消毒剂擦拭消毒，有污染时及时进行消毒处理，避免场地污染。

5.医疗废物暂存时间

暂时贮存的时间不得超过 2 天。

6.资料保存

医疗废弃物处置的交接资料（种类、数量、交接时间和经办人签名等）留档保存至少 3 年。

7.医疗废物暂存点的要求

（1）与医疗区、食品加工区和人员活动密集区隔开，方便医疗废物的装卸、装卸人员及运送车辆的出入。

（2）设置防雨淋的装置，地基高度确保设施内不受雨洪冲击或浸泡；设置防鼠、防蚊蝇、防蟑螂、防盗以及预防儿童接触等安全措施；对地面和1.0m高的墙裙进行防渗处理，地面有良好的排水性能，易于清洁和消毒；对产生的废水，采用管道直接排入医院污水处理系统。

（3）在暂存点外的明显处设置"危险废物""医疗废物""禁止吸烟""饮食"等警示标识。

（4）设置监控系统，以备医疗废物流失、泄漏、扩散等意外事故调查。

（5）有严密的封闭措施，设专人管理，避免非工作人员进出。

（二）医疗废物的无害化处理

国家推行医疗废物集中无害化处置，鼓励有关医疗废物安全处置技术的研究与开发。县级以上地方人民政府负责组织建设医疗废物集中处置设施。国家对边远贫困地区建设医疗废物集中处置设施给予适当的支持。县级以上各级人民政府卫生行政主管部门，对医疗废物收集、运送、贮存、处置活动中的疾病防治工作实施统一的监督管理；环境保护行政主管部门，对医疗废物收集、运送、贮存、处置活动中的环境污染防治工作实施统一的监督管理。县级以上各级人民政府的其他有关部门在各自的职责范围内负责与医疗废物处置有关的监督管理工作。

➕ 思考题

1.请思考：医疗废物从产生到收集再到无害化处理的过程中，如何保证安全不泄漏？

2.请思考：对于口罩、手套、消毒湿巾、酒精棉片、尿不湿、护理垫、输液袋、消毒液空瓶，哪些属于医疗废物？哪些不属于医疗废物？

➕ 参考文献

1. 医疗废物管理条例. [2023-07-07]. http://www.nhc.gov.cn/wjw/flfg/200804/31d39591e46447cab6fa9e3884c9aa26.shtml.

2. 医疗卫生机构医疗废物管理办法. [2023-07-07].http://www.nhc.gov.cn/wjw/bmgz/200804/133efb6d99cd47d4ac6765a16874161c.shtml.

3. 医疗废物分类目录（2021年版）. [2023-07-07].http://www.nhc.gov.cn/yzygj/s7659/202111/a41b01037b1245d8bacf9acf2cd01c13.shtml.

4. 2020年全国大、中城市固体废物污染环境防治年报.中国资源综合利用，2021，39（1）: 4.

课程视频
二维码

第二节　医院污水管理

◉ 编写：干铁儿

一、概　述

医院污水管理指医院门诊、病房、手术室、各类检验室、病理解剖室、放射室、洗衣房、太平间等处排出的诊疗、生活及粪便污水。其水质随医院性质、规模和其所在地区的不同而不同。医院污水中所含的主要污染物为病原微生物、有机物、漂浮及悬浮物、放射性污染物。医院污水的来源及成分复杂，未经处理的原污水中的含菌总量达 10^8 个 /mL 以上。其是致病菌的储存库，具有空间污染、急性传染和潜伏性传染等特征，将未经有效处理的污水排入自然界或城市管道可能对生命健康造成严重危害。因此，对医院污水进行规范的处置和管理至关重要。

二、医院污水的处理和管理

医院污水处理的原则为全过程控制、减量化、就地处理、分类指导、达标与风险控制相结合、生态安全的原则。

（一）医院污水处理

1. 污水分流

医疗机构病区和非病区的污水、传染病区和非传染病区的污水应分流，不得将固体传染性废物、各种化学废液弃置和倾倒排入下水道。传染病医疗机构和综合医疗机构的传染病房应设专用化粪池，收集经消毒处理后的粪便排泄物等传染性废物。

2. 化粪池

应按最高日排水量设计，停留时间为24~36小时。清掏周期为180~360天。

3. 特殊污水

（1）对医疗机构的各种特殊排水应单独收集并进行处理后，再排入医院污水处理站。

（2）低放射性废水应经衰变池处理。

（3）对洗相室废液应回收银，并对废液进行处理。

（4）对口腔科含汞废水应进行除汞处理。

（5）病理实验室、检验室废水应根据使用化学品的性质单独收集，单独处理。

（6）对于含油废水，应设置隔油池处理。

（二）医院污水处理工艺的选择

根据医院的规模、性质和处理污水排放去向，进行工艺选择。根据医院的功能分为传染病医院和综合医院。根据医院污水处理后的排放去向，分为排入自然水体和通过市政下水道排入城市污水处理厂两类。医院污水处理所用的工艺必须确保处理出水达标，主要采用的工艺有三种：一级强化处理[①]、二级处理[②]和生化处理[③]。

1. 工艺选择的原则

传染病医院必须采用二级处理，并需进行预消毒处理[④]。将处理出水排入自然水体的县及县以上医院必须采用二级处理。将处理出水排入城市下水道（下游设有二级污水处理厂）的综合医院推荐采用二级处理或一级强化处理。对于经济不发达地区的小型综合医院，条件不具备时可采用简易生化处理[⑤]作为过渡处理措施，之后逐步实现二级处理或一级强化处理。

2. 医院污水处理的消毒方法

医院污水消毒常用的消毒工艺有氯消毒（如氯气、次氯酸钠），氧化剂消毒（如臭氧、过氧乙酸、二氧化氯），辐射消毒（如紫外线、γ射线）。

三、监测与排放的标准

（一）监　测

1. 理化指标

理化指标主要包括温度、pH、悬浮物、氨氮、溶解氧、生化需氧量、化学需氧量、动植物油、余氯等。

2. 生物学指标

生物学指标主要包括细菌、病毒和寄生虫污染，常以有代表性的指示生物作为生物性污染指标。生物学指标主要指大肠菌群，也有其他生物体的指示生物，如大肠杆菌、粪便链球菌等。

---

① 一级强化处理：对于综合医院（不带传染病房）的污水处理，可采用"预处理→一级强化处理→消毒"的工艺。通过混凝沉淀（过滤）去除携带病毒、病菌的颗粒物，提高消毒效果并降低消毒剂的用量，从而避免消毒剂用量过大而对环境产生的不良影响。

② 二级处理工艺流程为"调节池→生物氧化→接触消毒"，医院污水通过化粪池进入调节池。调节池前部设置自动格栅。调节池内设提升水泵，污水经提升后进入好氧池进行生物处理，好氧池出水进入接触池消毒，出水达标排放。

③ 医院污水采用生物处理，一方面是降低水中的污染物浓度，达到排放标准；另一方面可保障消毒效果。生物处理工艺主要有活性污泥法、生物接触氧化法、膜生物反应器、曝气生物滤池和简易生化处理等。

④ 预消毒的目的是降低污水中病原微生物的含量以减少操作人员受到病原微生物感染的机会。

⑤ 简易生化处理工艺的流程为"沼气净化池→消毒"。沼气净化池分为固液分离区、厌氧滤池和沉淀过滤区。三区的主要功能分别为去除悬浮固体、吸附胶体和溶解性物质，去除和降解有机污染物，保证出水质量。

3.理化指标监测频次

对于pH，每日监测不少于2次；对于化学需氧量和悬浮物，每周监测1次；对于其他污染物，每季度监测不少于1次。

4.生物学监测频次

对于粪大肠菌群数，每月监测不得少于1次。采用含氯消毒剂消毒时，对于接触池出口总余氯，每日监测不得少于2次（对于采用间歇式消毒处理的，每次排放前监测）。对于肠道致病菌，主要监测沙门氏菌、志贺氏菌。对于沙门氏菌的监测，每季度不少于1次；对于志贺氏菌的监测，每年不少于2次。收治了传染病患者的医院应加强对肠道致病菌和肠道病毒的监测。同时，收治感染上同一种肠道致病菌或肠道病毒的甲类传染病患者数超过5人或乙类传染病患者数超过10人或丙类传染病患者数超过20人时，应及时监测该种传染病病原菌。结核病医疗机构根据需要监测结核分枝杆菌。

（二）排 放

1.传染病医疗机构污水排放限值（日均值）（表10-2-1）

表10-2-1 传染病医疗机构污水排放限值（日均值）

序号	控制项目		标准值
1	粪大肠菌群数（MPN/L）		100
2	肠道致病菌		不得检出
3	肠道病毒		不得检出
4	结核分枝杆菌		不得检出
5	pH		6~9
6	化学需氧量	浓度（mg/L）	60
		最高允许的排放负荷［g/（床位·d）］	60
7	生化需氧量	浓度（rng/L）	20
		最高允许的排放负荷［g/（床位·d）］	20
8	悬浮物	浓度（mg/L）	20
		最高允许的排放负荷［g/（床位·d）］	20
9	氨氮（mg/L）		15
10	动植物油（mg/L）		5
11	石油类（mg/L）		5
12	阴离子表面活性剂（mg/L）		5

续表

序号	控制项目	标准值
13	色度（稀释倍数）	30
14	挥发酚（mg/L）	0.5
15	总氧化物（mg/L）	0.5
16	总汞（mg/L）	0.05
17	总镉（mg/L）	0.1
18	总铬（mg/L）	1.5
19	六价铬（mg/L）	0.5
20	总砷（mg/L）	0.5
21	总铅（mg/L）	1.0
22	总银（mg/L）	0.5
23	总 α（Bq/L）	1
24	总 β/（Bq/L）	10
25	总余氯[1][2]（mg/L）（直接排入水体的要求）	0.5

注：①采用含氯消毒剂消毒的工艺控制要求为：消毒接触池的接触时间 ≥ 1.5 小时，接触池出口总余氯 6.5~10.0mg/L。②采用其他的消毒剂时，对总余氯不做要求。

2. 非传染病医疗机构污水排放限值（日均值）（表10-2-2）

表10-2-2 非传染病医疗机构污水排放限值（日均值）

序号	控制项目		排放标准	预处理标准
1	粪大肠菌群数（MPN/L）		500	5000
2	肠道致病菌		不得检出	—
3	肠道病毒		不得检出	—
4	pH		6~9	6~9
5	化学需氧量	浓度（mg/L）	60	250
		最高允许的排放负荷［g/（床位·d）］	60	250
6	生化需氧量	浓度（mg/L）	20	100
		最高允许的排放负荷［g/（床位·d）］	20	100
7	悬浮物	浓度（mg/L）	20	60
		最高允许的排放负荷（床位·d）	20	60

续表

序号	控制项目	排放标准	预处理标准
8	氨氮（mg/L）	15	—
9	动植物油（mg/L）	5	20
10	石油类（mg/L）	5	20
11	阴离子表面活性剂（mg/L）	5	10
12	色度（稀释倍数）	30	—
13	挥发酚（mg/L）	0.5	1.0
14	总氰化物（mg/L）	0.5	0.5
15	总汞（mg/L）	0.05	0.05
16	总镉（mg/L）	0.1	0.1
17	总铬（mg/L）	1.5	1.5
18	六价铬（mg/L）	0.5	0.5
19	总砷/（mg/L）	0.5	0.5
20	总铅（mg/L）	1.0	1.0
21	总银（mg/L）	0.5	0.5
22	总α（Bq/L）	1	1
23	总β（Bq/L）	10	10
24	总余氯[①②]（mg/L）	0.5	—

注：①采用含氯消毒剂消毒的工艺控制要求为：排放标准为消毒接触池的接触时间≥1小时，接触池出口总余氯3~10mg/L；预处理标准：消毒接触池接触时间≥1小时，接触池出口总余氯2~8mg/L。②采用其他的消毒剂时，对总余氯不做要求。

➕ 思考题

1.请思考：污水处理的工艺选择原则是什么？

➕ 参考文献

1. 医疗机构水污染物排放标准GB 18466-2005. [2023-07-07].https://www.mee.gov.cn/ywgz/fgbz/bz/bzwb/shjbh/swrwpfbz/200601/t20060101_69193.shtm.

2.医院污水处理技术指南. [2023-07-07]. https://www.mee.gov.cn/gkml/zj/wj/200910/t20091022_172241.htm.